W9-AYN-046

Azúcar y salud

Christopher Vasey

Azúcar y salud

Diferenciar los azúcares ***buenos*** *de los* ***malos***

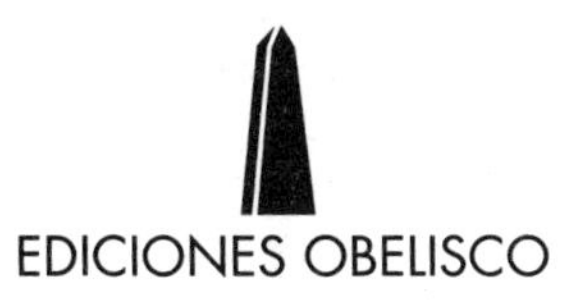

EDICIONES OBELISCO

Si este libro le ha interesado y desea que le mantengamos informado de nuestras publicaciones, escríbanos indicándonos qué temas son de su interés (Astrología, Autoayuda, Ciencias Ocultas, Artes Marciales, Naturismo, Espiritualidad, Tradición...) y gustosamente le complaceremos.
Puede consultar nuestro catálogo en www.edicionesobelisco.com

Los editores no han comprobado la eficacia ni el resultado de las recetas, productos, fórmulas técnicas, ejercicios o similares contenidos en este libro. Instan a los lectores a consultar al médico o especialista de la salud ante cualquier duda que surja. No asumen, por lo tanto, responsabilidad alguna en cuanto a su utilización ni realizan asesoramiento al respecto.

El autor ha aportado su sentido particular a la redacción de este libro en lengua francesa. De cualquier error o imprecisión que aparezca en la presente edición en español, el autor no se hace responsable.

Colección Salud y Vida natural
Azúcar y salud
Christopher Vasey

1.ª edición: febrero de 2018

Título original: *Sucre et santé*

Traducción: *Pilar Guerrero*
Maquetación: *Marga Benavides*
Corrección: *M.ª Ángeles Olivera*
Diseño de cubierta: *Isabel Estrada, sobre una imagen de Shutterstock*

Edita: Ediciones Obelisco, S. L.
Collita, 23-25 Pol. Ind. Molí de la Bastida
08191 Rubí - Barcelona - España
Tel. 93 309 85 25 - Fax 93 309 85 23
E-mail: info@edicionesobelisco.com

ISBN: 978-84-9111-308-9
Depósito Legal: B-1.864-2018

Printed in Spain

Impreso en España en los talleres gráficos de Romanyà/Valls S. A.
Verdaguer, 1 - 08786 Capellades (Barcelona)

Introducción

La glucosa es una sustancia nutritiva muy necesaria para el organismo, dado que es el carburante del cuerpo. Cada motor funciona con un carburante preciso: la gasolina para los automóviles, la electricidad para la aspiradora, el gas para los fogones de la cocina... Nuestro «motor orgánico», es decir, nuestro cuerpo, no es una excepción. Su carburante es el azúcar. Quemado en las células, nos abastece de la energía indispensable para que el organismo lleve a cabo sus múltiples tareas.

El azúcar, pues, es beneficioso para el cuerpo. Sin embargo, a menudo oímos hablar de sus perjuicios. Ataca seriamente el esmalte de los dientes y provoca caries. Favorece el aumento de peso, puede producir diabetes, etc.

¿Cómo se puede ser beneficioso y perjudicial al mismo tiempo? El problema es que hay azúcares buenos y azúcares malos. Los buenos son todos los que ofrece la naturaleza, como los que contiene la fruta, la miel, los cereales o las patatas. Los malos, por su parte, son los que manufactura el ser humano. Entre ellos, el azúcar blanco, las harinas blancas y todos los alimentos cuya base son las harinas y los azúcares: pasteles, chocolates, pan blanco, pastas refinadas...

En la actualidad, la cantidad de azúcar malo que consumimos es enorme. Y de ello resultan múltiples problemas de salud. Pero al ignorar su causa, se siguen ingiriendo azúcares y se entra en un círculo vicioso de mucho peligro.

El objetivo de este libro es demostrar de qué manera los azúcares perniciosos han invadido nuestra alimentación y nos atacan la salud brutalmente.

Esta obra también tiene vocación de acompañar al lector en la modificación de su alimentación. Explica cómo suprimir los azucares perjudiciales, cómo reemplazarlos, dónde encontrar los azúcares buenos, cómo atenuar el deseo de consumir azúcar y la forma de rentabilizar nuestra producción de energía.

Todas estas medidas están destinadas a permitir al lector mantenerse lejos de las enfermedades causadas por el azúcar y de beneficiarse de un nivel elevado de energía, con lo cual conseguirá alegría de vivir y entusiasmo.

PRIMERA PARTE

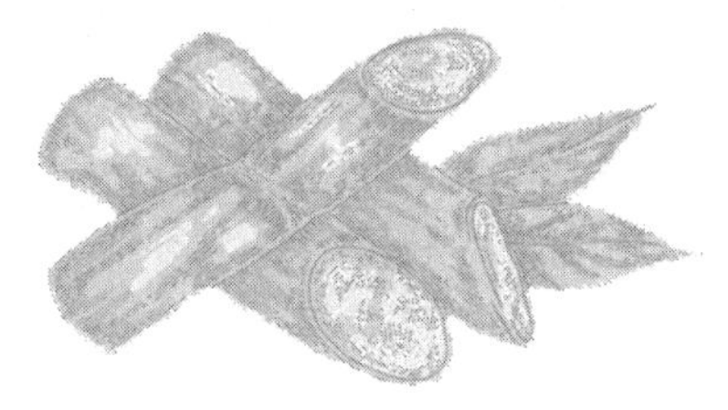

Los perjuicios de los azúcares malos

Durante cientos de miles de años, el ser humano ha ingerido sólo los azúcares que le ofrecía la naturaleza. Pero desde hace unos doscientos años, los azúcares que consumimos son los que producimos nosotros mismos, y que se denominan azúcares blancos o refinados. Y son estos azúcares los que están en el origen de numerosas enfermedades que sufre el hombre moderno. El azúcar blanco es difícil de metabolizar correctamente –sobre todo si se consume en altas cantidades, como se hace en la actualidad– porque no es fisiológico. La naturaleza no tiene previsto que nuestro cuerpo utilice un azúcar de este tipo.

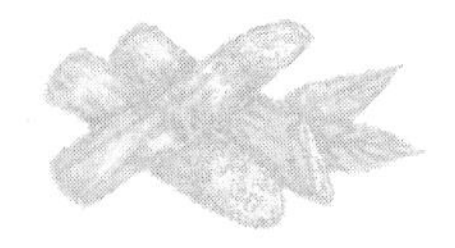

1

El sobreconsumo de azúcar blanco

El azúcar blanco tiene la apariencia de un verdadero alimento, pero no lo es. Es un falso alimento.

LOS FALSOS ALIMENTOS

Los falsos alimentos son los producidos por el ser humano. No cuentan con las características básicas de los verdaderos alimentos, que son los que proceden de la naturaleza, ni están compuestos de múltiples nutrientes. Los falsos alimentos sólo se constituyen de un número muy pequeño de nutrientes que pueden estar sobrerepresentados o subrepresentados.

Se producen con **extractos alimentarios**. Éstos son los que se encuentran en forma concentrada, por ejemplo, el azúcar blanco en vez del azúcar de la remolacha, o la harina blanca en lugar del almidón de los cereales, o la manteca de cerdo por la grasa de cerdo. Entre los falsos alimentos a base de azúcar encontramos el azúcar blanco refinado, los caramelos, la fruta en confitura, la mermelada, los siropes, las bebidas carbonatadas, la pastelería, las masas para hornear y todos los dulces habidos y por haber que haya inventado el ser humano.

El término «falso» tiene que ver con que esos alimentos no son comestibles en el sentido nutritivo del término. En ningún caso pueden sustituir a un auténtico alimento en la dieta habitual, dado que no son beneficiosos para el organismo. Por el contrario, son del todo perjudiciales. Tienen un gran valor calórico, pero un débil contenido en vitaminas, minerales, etc. Sus calorías están vacías. Sólo aportan energía, pero no los preciosos nutrientes que el cuerpo necesita y que encontramos en los alimentos complejos que nos ofrece la naturaleza.

DEBES SABER QUE...

La elaboración de los falsos alimentos no tiene por objetivo contribuir al buen estado de salud de los que los consumen, sino que su objetivo es comercial. Por ejemplo: el azúcar blanco es fácil de producir en cantidades industriales y a precios muy bajos. Su color blanco radiante lo hace atractivo a los ojos, se conserva muy bien y tiene un sabor que satisface a los consumidores.

EL AZÚCAR BLANCO: UN PRODUCTO HIPERCONCENTRADO

El azúcar refinado, de color blanco, es un falso alimento compuesto por un 99,6 % de sacarosa, es decir, azúcar. No hay ningún alimento auténtico, natural, con tal nivel de concentración. Entre los alimentos naturales que contienen altos niveles de azúcares, que son las leguminosas, contienen un 10 % de agua, mientras que el azúcar blanco sólo contiene el 0,4 %. Eso es lo mismo que nada. Además, los materiales sólidos de un alimento, sus componentes, son de diferentes tipos. La soja, por ejemplo, contiene un 29,9 % de glúcidos, un 18,1 % de lípidos, un 35 % de proteínas, un 5 % de celulosa y un 3,3 % de minerales y vitaminas. El azúcar blanco, por su parte, **sólo tiene un componente: azúcar** en forma de sacarosa (con algunas trazas ínfimas de minerales).

La concentración en sacarosa del azúcar blanco es del 99,6 %, impensable en ningún alimento ofrecido por la naturaleza.

La miel, que es un alimento natural intensamente azucarado, tiene un contenido de un 77,2 % de azúcar. Sin embargo es un alimento del que no podemos abusar, porque la naturaleza lo ofrece con cuentagotas. Todo lo contrario de lo que pasa con el azúcar blanco, que puede elaborarse en cantidades abundantes.

Entre los otros alimentos dulces que ofrece la naturaleza, la fruta fresca contiene alrededor de un 12 % de azúcar, siendo la menos dulce la fresa, con un 7 %, y la más dulce, los higos y las uvas, con un 16,6 %. Los frutos secos tienen, evidentemente, una concentración de azúcar mayor porque han perdido su agua. Contienen más del 60 % de azúcar: 62,5 para las peras y 69,7 % en ciruelas y pasas.

Las verduras dulces son mucho más pobres en azúcar que la fruta. Así, la remolacha y las zanahorias tienen un 8,4 %, la cebolla un 9,8 %. La única excepción es el boniato, con un 26 %.

EL AZÚCAR BLANCO ES DIFÍCIL DE METABOLIZAR

Como la naturaleza no ha previsto el azúcar blanco para nuestro organismo, éste lo considera una cosa **rara y peligrosa**. Cuando se consumen grandes cantidades de azúcar blanco, el cuerpo manifiesta inmediatamente síntomas de agresión e intolerancia, cosa que no ocurre con un alimento natural. Así, tras haber ingerido 150 g de azúcar blanco de una vez, a los voluntarios del experimento se les acelera el pulso, les aumenta la presión sanguínea y se les pone la cara roja y congestionada. Su orina contiene azúcar (glicosuria) cuando no suele ser así. Esta reacción defensiva del cuerpo sólo tiene lugar cuando se consume azúcar blanco, artificial. Nunca ocurre con los azúcares naturales.

Cuando se hace la cura de la uva, se observa que los sujetos pueden consumir hasta 2 kg de uvas al día sin ninguna reacción defensiva ni glicosuria. Y es que, consumiendo tanta uva, se ingieren más de 150 g de azúcar; concretamente 300 g. ¡El doble!

La distinción entre los azúcares buenos y malos no es una fantasía. El azúcar blanco es un mal azúcar, es un falso alimento.

UN LUGAR DEMASIADO PROMINENTE EN LA ALIMENTACIÓN

Desgraciadamente, este falso alimento no se consume en pequeñas cantidades, de vez en cuando, sino que se consume de manera regular y en gran cantidad, de manera cotidiana.

Aunque la cifra de consumo diario de azúcar blanco por habitante y país varía de un estudio a otro, hay un acuerdo general en que, en los países europeos, suele ser de 100 g/día. Unos 100 g equivalen a 20 terrones de azúcar. Estos gramos comprenden el azúcar que un sujeto añade a sus bebidas, por ejemplo, así como el que viene incorporado a todo tipo de preparaciones alimentarias de venta en los comercios, para mejorar su sabor.

La cifra de 100 g expresa **el consumo medio** en un país. Así que todos los habitantes se incluyen en el cálculo, incluidos los bebés, los niños pequeños y los ancianos, que en realidad consumen muy poco azúcar. También se incluyen las personas que, por enfermedad o por concienciación de los perjuicios del azúcar blanco no lo consumen en absoluto. Todo ello significa que una parte importante de la población es la que consume todo el azúcar, bastante más de 100 g al día ¡seguramente entre 150 y 200 g!

En lugar de expresar el consumo de azúcar blanco al día, vamos a calcularlo al año. Entonces, el consumo es de 36,5 kg de azúcar blanco al año, para todo el que ingiera unos 100 g al día. Y 73 kg para los que consuman 200 g diarios. Para muchos adultos, 73 kg de azúcar es mucho más que su propio peso corporal.

Para hacerse una idea de lo enorme que es el consumo de azúcar blanco, hay que ponerlo en relación con otros grupos de alimentos que consumimos.

La siguiente tabla muestra el consumo de diferentes tipos de alimentos, en kilos, por persona y año, en concreto en Suiza en 2013. Los alimentos se presentan en orden decreciente según la cantidad consumida.

CONSUMO DE PRODUCTOS ALIMENTICIOS EN SUIZA, 2013 (KG/HABITANTE)

Leche + Productos lácteos	252
Fruta	119
Verdura	105
Productos a base de cereales	90
Patatas	52
Carne	51
Azúcar	**42**
Huevos	12
Pescado y marisco	8
Nueces	8
Legumbres	1

Fuente: *Oficina Federal de Estadística, Suiza, 2015*

Esta tabla muestra que, en Suiza, en 2013, el consumo de azúcar blanco era igual al 35 % del consumo de fruta, el 40 % de la verdura, el 46,6 % del de cereales, el 80 % del de patatas o el 82 % del de carne.

Lo que se ha comparado aquí son los alimentos entre sí. Pero los alimentos no se componen sólo de azúcar. La fruta sólo contiene un 20 % de media; los cereales, el pan, los copos, en torno al 50 %. Estos porcentajes representan, al año, un aporte real de azúcar del 28,3 kg en el caso de la fruta y de 45 kg en los cereales y sus derivados. Si se comparan las cifras con los 42 kg de consumo de azúcar blanco, se constata que el ciudadano suizo medio consume dos veces más azúcar blanco que azúcares naturales de la fruta, y que la cantidad de azúcar blanco es casi la misma que la del azúcar contenido en los cereales.

El lugar que ocupa en nuestra alimentación este falso alimento es enorme. La situación es parecida en Francia, en España y en otros países europeos.

CÓMO EL AZÚCAR BLANCO HA INVADIDO NUESTRA ALIMENTACIÓN

El azúcar blanco ocupa un lugar preponderante en nuestra alimentación. ¿Cómo hemos llegado a eso?

La historia demuestra que hay dos factores que explican dicha invasión:

- La expansión del cultivo de la caña de azúcar que, aunque al principio estaba muy localizada, acabó por repartirse a todo el planeta, pasando de las islas oceánicas (su origen) a Asia y luego al sur de Europa, desde donde salió hacia América central y Sudamérica.
- El creciente perfeccionamiento de los métodos de cultivo y refinado, que permitió convertir un producto raro y caro en uno abundante y muy barato, accesible a todo el mundo.

Estos factores, sin embargo, no podrían tener semejante influencia de no ser por un **tercer factor**, de tipo psicológico: la necesidad del organismo por recibir azúcares para poder funcionar es innata en el ser humano y se concreta en el enorme placer obtenido cuando se consumen azúcares.

Vamos a ver ahora cómo se ha desarrollado esta invasión, históricamente hablando.

> **DEBES SABER QUE...**
> Originaria de las islas de Pacífico sur, la caña de azúcar es una planta que puede alcanzar 5 m de altura. Se parece al bambú, con su largo tallo entrecortado cada 30 cm por un nudo, de donde salen hojas alargadas. Pero al contrario que el bambú, la caña de azúcar tiene un altísimo contenido en azúcar, ya que entre el 15 y el 25% de su peso es sacarosa.

Probablemente, 8.000 años antes de Cristo, los pobladores de Nueva Guinea empezaron a domesticar la caña de azúcar, es decir, a cultivar la planta y a darle un uso corriente. En esa época, sólo se dedicaban a chupar las puntas de las cañas para disfrutar de su sabor dulce y beneficiarse de su jugo azucarado.

En el año 1000 a. C., más o menos, se introdujo la caña de azúcar en la India gracias al comercio marítimo. Fue entonces cuando el cultivo de la caña de azúcar se desarrolló verdaderamente y cuando aparecieron las primeras técnicas de extracción de su jugo. Con ello se dispuso de un líquido muy agradable al paladar que podía mezclarse con muchas preparaciones alimenticias. Rico en azúcar, el zumo de la caña fermenta rápidamente, por eso apareció de inmediato el problema de la conservación. Para solucionarlo, los indios exponían el zumo al sol en superficies planas, para que se evaporase el agua. El azúcar, entonces, se cristaliza y se convierte en un producto estable. Ya tenemos un producto seco, quebradizo, parecido a la grava o a la arena. En sánscrito, gravilla o arena se dice *sharka*, y así se empezó llamando el azúcar. Es el origen de la palabra azúcar, *sucre, sugar*, etc.

El conocimiento de las virtudes gustativas de la caña de azúcar y la posibilidad de obtener azúcar cristalizado no se quedaron en la India, sino que llegaron a los griegos. Alejandro Magno conquistó la India en 325 a. C. y descubrió «el rocío que da miel sin abejas». El historiador y geógrafo griego Megastenes (nacido hacia 340 a. C.), estuvo diez años en la India como embajador y habló a sus contemporáneos de las virtudes del azúcar cuando regresó a Grecia. Eso no impulsó a los griegos a cultivar la caña de azúcar, que se conformaban con importar pequeñas cantidades.

Discórides (46-90), médico y botánico griego, escribió con relación al azúcar: «Existe una especie de miel seca llamada azúcar. Parece sal por su consistencia y cruje entre los dientes».

Podemos ver cómo el azúcar se compara con la miel. Y es que la miel era el alimento con mayor concentración en azúcar conocido en la época antigua, así que servía como referencia.

En el siglo IV, la India, que llevaba ya siglos cultivando la caña de azúcar, era experta en la producción de azúcar. La documentación encontrada demuestra que en 350, bajo la dinastía Gupka, los procesos de extracción y cristalización del producto habían mejorado considerablemente. Por ejemplo, para separar el agua del azúcar, ya no se exponía al sol, sino que se cocía el zumo de la caña.

En el siglo VI, el cultivo de la caña llegó a China. El emperador Taizong de Tang se interesó mucho por él. Mandó emisarios para que se iniciaran en los métodos indios del cultivo y extracción, fomentando los trabajos para la instalación de plantaciones en China.

Hubo otro pueblo de la época que se aprovechó de la pericia india: los persas. Durante una expedición a la India, los persas descubrieron la caña de azúcar. Se llevaron la planta y empezaron a cultivarla a gran escala. Con el tiempo, perfeccionaron los procedimientos de producción e introdujeron el refinamiento mediante cocciones sucesivas del zumo y la clarificación (purificación) de los siropes. Entonces, el azúcar empezó a estar refinado, pero sólo un poco, no tanto como en la actualidad. Otra innovación: el acondicionamiento del producto ya acabado en forma de una especie de pan de azúcar. Dicho pan tenía que trocearse y pulverizarse con ayuda de un martillo, hasta obtener trocitos lo bastante pequeños como para endulzar preparaciones individuales. La duración de ese **pan de azúcar** le valió el nombre de «miel de piedra». Aunque ese azúcar se utilizaba en alimentación, su empleo era básicamente médico. Se le atribuían todo tipo de propiedades, algunas de las cuales pueden sorprendernos: remedio milagroso contra las epidemias, cura para el estómago y sus dolencias, para los intestinos, para los riñones...

En el siglo siguiente (VII), los árabes invadieron Persia y se llevaron a casa los secretos de la fabricación del azúcar. Desarrollaron los procedimientos del cultivo e instalaron canales de irrigación artificial para las plantaciones; las cañas, en efecto, necesitan grandes cantidades de agua para crecer. También descubrieron la forma de convertir el azúcar en algo suave y blando, dado que hasta entonces era en forma de piedras, por la cristalización. Hicieron bolas blandas de azúcar a las que llamaron *kurat al milb*, que es el origen de nuestra palabra «almíbar».

Gracias a la expansión del islam, **entre los siglos IX y X**, la producción y el cultivo de la caña de azúcar se repartió por gran parte del Mediterráneo: Palestina, Siria, Egipto, Chipre, Sicilia y España. El azúcar producido por los árabes en dichas regiones se exportó luego a toda Europa. No obstante, el azúcar seguía siendo un artículo raro y muy caro, sólo al alcance de las clases privilegiadas.

Del siglo XI al XIII, la incidencia del azúcar en Europa fue aumentando gracias a las cruzadas. Los cruzados llevaron el azúcar a todas las capas sociales. Durante sus expediciones en Oriente Medio, aprendieron y apreciaron las diferentes formas de azúcar y sus aplicaciones (almíbar, caramelos, pastelería) por parte de los árabes. De vuelta a casa, hablaban una y otra vez de esa «sal dulce».

En el siglo XIII, los venecianos y los holandeses se hicieron con el monopolio de la venta de azúcar en Europa. Su consumo iba aumentando exponencialmente, aunque seguía siendo patrimonio de las capas más altas de la sociedad. En esa época aparece en Inglaterra la palabra *candy* que significa «caramelo». Los caramelos de esa época se elaboraban sumergiendo una cuerdecita en un sirope sobresaturado de azúcar. Al enfriarse, el jarabe cristalizaba a lo largo de la cuerdecita dando lugar a lo que ahora llamamos azúcar candy.

A finales del siglo XIV, los españoles y los portugueses se convierten en los grandes productores de azúcar gracias al descubrimiento de América. América del Sur y Centroamérica ofrecen extensiones interminables de tierra y un clima ideal para el cultivo de la caña de azúcar. La necesidad de crear nuevas plantaciones empezaba a ser acuciante. El cultivo de la caña de azúcar es muy exigente y desgasta pronto el suelo en el que crecen. Así, las plantaciones en América se fueron multiplicando por las colonias españolas y portuguesas, y en menor medida en las inglesas y francesas. Era necesaria una mano de obra abundante y barata. La población autóctona no era muy abundante y no resistía el penoso trabajo de las plantaciones azucareras. Empieza así el comercio de esclavos africanos, más resistentes y necesarios para las plantaciones de caña de azúcar y de algodón del Nuevo Mundo.

El uso de mano de obra esclava tuvo como consecuencia inmediata la disminución de los costes de producción, de modo que el precio del azúcar bajó notablemente. De este modo, el producto resultaba accesible a casi todo el mundo y su consumo caló en las capas bajas de la sociedad europea. Pero no en todas. Los más pobres no tenían acceso a ella y el azúcar siguió siendo un lujo durante mucho tiempo.

DEBES SABER QUE...

En el siglo XVII, el azúcar se guardaba bajo llave. Sólo el cocinero de la casa tenía la llave para acceder a él y era quien decidía la cantidad que debía consumirse y cuándo.

En el siglo XVIII, el número de consumidores y las cantidades consumidas aumentaron considerablemente. Las cifras son reveladoras: entre 1700 y 1709, en Inglaterra, el consumo de azúcar por habitante y año era de 2 kg. En 1800, esto es, noventa años más tarde, era de 8 kg por habitante y año. Por tanto, se había multiplicado por cuatro. En 1900, un siglo después, el consumo llegaba a los 38 kg anuales de azúcar por persona. En 1933 ya era de 48 kg.

El creciente consumo de azúcar se explica por la disminución de su precio y por los cambios en los hábitos alimenticios. El azúcar se convierte en un elemento disponible que, además, entra en la composición de numerosas preparaciones, cada vez más abundantes, hasta convertirse en un ingrediente principal de la cocina contemporánea. **El siglo XIX vio nacer la confitura, el chocolate y muchos tipos de caramelos.** Las tiendas especializadas en la venta de dulces empezaron a proliferar en todas las ciudades. Su público era adulto, pero cada vez se enfocaba más a los niños, auténticos devoradores de glucosa. Estos últimos se fueron habituando a consumir azúcar hasta llegar al paroxismo actual. Se ofrecen dulces a los niños en todas las ocasiones: como recompensa, para que se estén quietos y entretenidos, para consolarlos...

Van apareciendo postres y dulces de todo tipo, cada vez más azucarados. Además, se empieza a utilizar el azúcar en la preparación de platos salados, a los que se les añade azúcar para potenciar los sabores. La creciente costumbre de tomar café, té y cacao con leche, que apareció también en esa época, favoreció el consumo de azúcar porque dichas bebidas son más agradables endulzadas.

Durante el siglo XIX tuvo lugar un aumento espectacular del consumo de azúcar en todas las capas sociales. Este salto cuantitativo tuvo como principal causa un acontecimiento político: el bloqueo continental instaurado por Napoleón en 1806. La intención del bloqueo era debilitar Inglaterra impidiendo a sus barcos el acceso a cualquier puerto europeo. La consecuencia fue que los barcos cargados de azúcar, provenientes de las plantaciones americanas, no podían atracar y el azúcar empezó a escasear con rapidez.

Frente al descontento popular que ya se había acostumbrado al consumo cotidiano de azúcar (el mismo Napoleón era un goloso que gozaba con los caramelos), se tuvo la genial idea de producir azúcar en Europa, a partir de una planta local. Entonces se pensó en diversas plantas que podían producir algo dulce. Empezaron con la uva, que contiene un 16 % de glucosa por kilo, pero no cristaliza bien y se abandonó la idea. Finalmente, se optó por la **remolacha azucarera**. Los trabajos de diversos químicos (Andreas Marggraf, Franz Karl Achard...) pusieron de manifiesto las posibilidades que ofrece la remolacha. Su azúcar, la sacarosa, es idéntico al de la caña de azúcar. Además, su contenido en azúcar (entre el 15 y el 18 %) es prácticamente el mismo que en la caña (del 15 al 25 %).

Bajo el impulso de Napoleón, grandes superficies de tierra se dedicaron al cultivo de la remolacha azucarera. Otros países europeos siguieron el ejemplo de Francia. El cultivo intensivo de la remolacha empezó en 1811 y no dejó de aumentar. Su expansión se vio favorecida por el hecho de que era más fácil de cultivar que la caña de azúcar. Las remolachas son pequeñas (la caña de azúcar puede llegar a los 5 m de largo). Las **innovaciones técnicas** que aparecieron facilitaron la extracción, la decantación y la purificación del azúcar. Las diferentes formas de acondicionamiento de los azúcares (polvo más o menos fino, gránulos, terrones, piedrecitas...) le añadieron atractivo. Cantidades cada vez mayores de azúcar se iban produciendo a costes más y más bajos. Su precio bajó tantísimo que, por fin, el azúcar estuvo al alcance de todos los bolsillos y dejó de ser un ingrediente raro y elitista. Al estar al alcance de todos, todo el mundo lo consumía, siempre, en todas partes y en cantidades cada vez mayores.

Los procedimientos de purificación se iban perfeccionando cada vez más hasta obtener un azúcar de color blanco radiante. ¡Había nacido el azúcar blanco!

A partir de la invención del azúcar blanco, su consumo se disparó hasta el punto de convertirse en sobreconsumo y exceso. Tengamos en cuenta que antes el azúcar se consumía poco (en pequeñas cantidades) y, además, era integral o muy poco refinado. Pero a partir del siglo XIX se trata de azúcar blanco, superconcentrado. Así, el ser humano empieza a nutrirse de un producto artificial. No es de extrañar que tanta gente vea su salud comprometida por esta razón.

DEBES SABER QUE...

El azúcar blanco que consumimos en la actualidad sólo tiene doscientos años. Lo tomamos como si fuera algo natural cuando, en realidad, este «alimento» ha sido desconocido durante la mayor parte de la historia de la humanidad.

Además de las razones ya expuestas, **el disparo del consumo en los siglos XIX y XX** también se vio favorecido por el fuerte apoyo de **las autoridades científicas** y médicas de la época. Este nuevo «alimento», producido por el hombre, los obnubiló por completo. Lo presentaban como un producto eminentemente beneficioso para la salud y el bienestar general. Se animaba a la población a consumirlo.

Un testigo de la recomendación para consumir azúcar blanco es el Dr. Paul Carton (1875-1947), pionero de la medicina natural. En su *Tratado de medicina naturista* (1924) describe así la propaganda:

> «Si creemos a los autores clásicos, el azúcar es un alimento de predilección, un producto de primera necesidad, recomendable tanto a adultos como a niños, a la gente sana y a la enferma. Lo publicitan en estos términos: "Es el alimento energético por excelencia. Con el volumen más reducido, es el más calórico, se emplea con total rapidez y de manera completa, sin dejar ningún residuo digestivo. Sus poderes dinamógenos son tales que basta con masticar unos trocitos, cuando se está cansado, para recuperar de inmediato la energía y sentir cómo la fatiga desaparece milagrosamente. Su valor nutritivo es considerable. ¡Y qué fácil es recuperar la fuerza con él! No exige preparación culinaria alguna, está en cada casa al alcance

de la mano y es barato". Y luego llegan a una conclusión lógica, tras la ditirámbica exposición: "Aquellos a los que incumbe la dirección de la higiene social deben educar a las masas en materia de alimentación para enseñarles el arte de nutrirse empleando generosamente este alimento tan sano, apetecible, reconfortante y nutritivo, que es el azúcar industrial. Su empleo, ya corriente, debe generalizarse mucho más. Podemos masticar terrones solos o añadirlo a platos y postres (harinas, huevos, fruta), tomarlo con el chocolate, el cacao o en forma de confitura, caramelos, galletas, etc. Incluso se puede disolver en agua, en café, té o en leche. Los enfermos que adelgazan no tienen más que consumir todo el que puedan para evitar la pérdida de peso. Los obreros no consumen suficiente azúcar porque desconocen sus numerosas ventajas. ¿Acaso hay algo más perjudicial para la salud y la fortaleza de los trabajadores, único capital con que cuentan, que la ignorancia?" (Richet, Landouzky, etc.).

Esto es lo que se grita a los cuatro vientos, lo que se imprime en todos los libros, en las revistas y en los periódicos. ¿Pero es realmente la verdad?».

Para el Dr. Carton, la respuesta es claramente que no y luchó durante toda su vida contra esta propaganda engañosa. Los argumentos utilizados entonces en favor del azúcar no podrían ser empleados actualmente y nadie los evoca. Pero en su momento tuvieron un gran impacto. Tanto, que el sobre, consumo de azúcar artificial se convirtió en un hábito que perdura en nuestros días.

2

Los azúcares buenos y los malos

Una palabra única, «azúcar», se emplea para designar cosas de calidades muy distintas. En efecto, existen azúcares buenos y malos. Para la naturopatía, los azúcares buenos son aquellos que produce la naturaleza, mientras que los malos son los producidos por el hombre. Vamos a ver cuáles son los alimentos que nos ofrece la naturaleza, capaces de colmar nuestra necesidad de azúcar y de qué manera el ser humano, desnaturalizándolos, los convierte en azúcares malos.

LOS AZÚCARES BUENOS

La naturaleza nos «regala» no sólo un cuerpo, sino también los alimentos que necesita para funcionar correctamente.

Los alimentos naturales son sanos porque están adaptados al organismo. Resultan beneficiosos dado que han sido previstos para alimentarnos. La naturaleza trabaja en favor de la vida. No ofrece alimentos nocivos ni destructores de los organismos vivos.

Entre la multitud de alimentos de la naturaleza, hay alimentos ricos en azúcares. Y los azúcares que contienen son «buenos». Hay que consumirlos tal y como la naturaleza nos los ofrece, o en una forma lo más cercana posible. Hay algunas transformaciones posibles, como la cocción y la panificación de los cereales. Pero toda modificación importante, que requiera la extracción de una parte de los componentes, debe evitarse. En efecto, un alimento está compuesto de numerosas sustancias diferentes, y cada una de ellas tiene su importancia y su función. Por consiguiente, no debemos sustraer ningún elemento.

Los alimentos con azúcares buenos que nos ofrece la naturaleza son reconocibles de inmediato por su sabor, como la fruta. La fruta tiene un sabor más o menos dulce, dependiendo de la variedad. Pero hay otros alimentos ricos en azúcares que no tienen un sabor dulce porque éstos se encuentran en forma de almidones.

ALIMENTOS RICOS EN GLÚCIDOS CON SABOR DULCE

- Fruta fresca
- Fruta seca
- Zumo de fruta
- Verduras dulces: zanahoria, remolacha, cebolla, boniato…
- Zumo de verduras dulces
- Miel
- Azúcar integral

ALIMENTOS RICOS EN GLÚCIDOS SIN SABOR DULCE

- Cereales: trigo, avena, centeno…
- Harinas: pan, pastas…

- Leguminosas: soja, lentejas, garbanzos, judías...
- Castañas
- Patatas

NOTA: se entiende que los zumos mencionados no contienen azúcar añadido y que los cereales son integrales.

LOS AZÚCARES MALOS

Los azúcares malos se obtienen desnaturalizando los alimentos. Esta **desnaturalización** consiste, ante todo, en extraer ciertos componentes para utilizarlos por separado del resto del alimento.

Los dos procedimientos de desnaturalización más corrientes son:

- La extracción del azúcar
- El refinado de los cereales

DEBES SABER QUE...

La extracción del azúcar conduce a la fabricación del azúcar blanco. El refinado de los cereales permite la producción de harinas blancas, que son un falso alimento tan nocivo como el azúcar blanco.

LA EXTRACCIÓN DEL AZÚCAR

Aunque el ser humano dispone de alimentos sanos y dulces como la miel, la fruta seca y la fruta fresca, ha buscado durante mucho tiempo la forma de extraer la parte dulce de diferentes vegetales para poder disponer de ella de forma concentrada.

La caña de azúcar, que contiene entre el 15 y el 25 % de azúcar en forma de sacarosa, su utilizó con ese propósito. Para extraer el azúcar, las cañas se rompen y se prensan. El jugo obtenido debe evaporarse hasta la cristalización de los azúcares. En este estadio, el único componente que se le ha quitado al zumo es el agua. Los cristales dulces obtenidos contienen todos los minerales, vitaminas y oligoelementos de la planta que fue. Este azúcar es el **integral o completo**, y es un buen azúcar.

Sin embargo, por razones de rentabilidad y de presentación (el bonito color blanco radiante), la extracción del azúcar se hace de otra manera.

El jugo obtenido de la presión de las cañas es sometido a dos operaciones. La primera es una semipurificación que elimina sus impurezas, como, por ejemplo, restos de la planta. La segunda operación es la cocción del zumo purificado. A causa de la elevada temperatura a la que se ve sometido, el azúcar se cristaliza. Así se obtienen dos masas diferentes. Una es más ligera y flota por encima de la cuba: es la melaza. La melaza es un residuo espeso y oscuro de consistencia parecida a un jarabe. Ciertamente contiene azúcar, pero también numerosos minerales, oligoelementos y vitaminas. La otra masa resultante es una masa constituida por azúcar cristalizado de gran densidad, que desciende al fondo de la cuba. Se trata de **azúcar bruto**. Contiene algunos pocos nutrientes pero no resulta un alimento completo, porque los nutrientes importantes se quedan en la melaza negra.

Entonces, se repite la cocción varias veces sobre el líquido residual obtenido tras cada filtración de azúcar cristalizado. Con cada cocción se filtra y se purifica más y más el azúcar, consiguiendo extraer el máximo posible, pero, también, que el azúcar resultante **apenas contenga nutrientes**. Finalmente es un azúcar carente de interés nutricional y, por tanto, un azúcar malo.

Hemos visto que la remolacha azucarera contiene entre el 15 y el 18 % de azúcares, también en forma de sacarosa. Los procedimientos de extracción (prensado y filtración) son los mismos que para la caña. Siguen numerosos procesos de purificación para «limpiar» el azúcar al máximo. Pero, desgraciadamente, no sólo eliminan los restos de la planta, sino que se eliminan vitaminas y casi la totalidad de los minerales. El azúcar obtenido se denomina «puro» por su color blanco. Es el azúcar industrial. Es un azúcar malo, **porque no contiene nutrientes,** salvo algunas trazas ínfimas e inapreciables de minerales.

En la siguiente tabla se ponen de manifiesto las diferencias entre el azúcar moreno integral (con toda su melaza negra), el azúcar rubio semiintegral (sin la melaza pero con algunos nutrientes) y el azúcar blanco.

POR 100 G SEGÚN LOS TRABAJOS DEL DR. BÉGUIN

	Azúcar integral	Azúcar rubio	Azúcar blanco
Sacarosa	74-92 g	96-97 g	99,6 g
Glucosa	2-11 g	0-1 g	0 g
Fructosa	3-12 g	0-1 g	0 g
Proteínas	0,4-1,1 g	0 g	0 g
Sales minerales	**1500-2900 mg**	**260-500 mg**	**30-50 mg**
Potasio	600-110 mg	15-150 mg	3-5 mg
Magnesio	100-180 mg	13-20 mg	0 mg
Calcio	50-170 mg	75-95 mg	10-15 mg
Fósforo	14-80 mg	3-4 mg	0,3 mg
Hierro	3-5 mg	0,5-1,3 mg	0,1 mg
Vitaminas			
Provitamina A	3,9 mg	0 mg	0 mg
B1	0,14 mg	0,01 mg	0 mg
B2	0,14 mg	0,006 mg	0 mg
B6	0,4 mg	0 mg	0 mg
Nicotinamida	0,2 mg	0,03 mg	0 mg
Pantotenato	1,2 mg	0,02 mg	0 mg
Vitamina C	38 mg	0 mg	0 mg

Fuente: Asociación médica Kousmine: *La Méthode Kousmine*. Ginebra, Éditions Jouvence, 1989.

LOS DIFERENTES AZÚCARES REFINADOS

Los azúcares cristalizados a la venta en los comercios son de tipos muy diferentes, porque proceden de diversas etapas del proceso de refinamiento. Vale la pena presentarlos y definir cuáles son los mejores y cuáles los peores.

El azúcar integral

Azúcar obtenido por la evaporación del agua contenida en el zumo de la caña de azúcar. Contiene todos los nutrientes de la planta. Es un azúcar bueno.

El azúcar crudo o prieto

Este azúcar ha sufrido un primer proceso de refinado: lo han privado de algunos de sus nutrientes, pero, aun así, tiene numerosas vitaminas y minerales. Evidentemente, muchos menos que el integral. Aunque es un azúcar malo, es el menos malo de entre los malos.

El azúcar moreno

Es un azúcar de color marrón oscuro porque sólo se ha refinado en parte o, lo que es peor, porque una vez refinado se le añade melaza para que parezca más natural. Si es éste el caso, se reconoce porque no tiñe el agua cuando se disuelve en ella. El auténtico azúcar moreno tiñe el agua de color marrón claro. Empieza a ser considerado un azúcar malo.

El azúcar turbinado (azúcar de plantación, natural o turbinado)

Este tipo de azúcar está parcialmente refinado. Según el grado de refinamiento, será más claro o más oscuro. Como no es un azúcar completo, entra en la categoría de azúcar malo.

El azúcar rubio

También está parcialmente refinado. Suele provenir de la agricultura ecológica, pero sigue siendo malo porque no es completo.

El azúcar blanco
Es azúcar puro, refinado hasta el extremo, sin ningún contenido en nutrientes. Es sacarosa prácticamente pura. Se vende en polvo de diferente grosor (fino, extrafino, de lustre...), en perlas o en trozos. Es el azúcar nocivo por excelencia.

Modificando el azúcar blanco cristalizado, se obtienen diferentes presentaciones cuyas propiedades sirven a la industria alimentaria. Como todos ellos son productos a base de azúcar blanco refinado, son decididamente malos.

El azúcar glas o de lustre (polvo muy fino)
Muy finamente molido, este azúcar se presenta en forma de polvo para uso pastelero y decoración de postres.

Azúcar invertido
Azúcar molido por hidrólisis. Se utiliza para el relleno de los caramelos y bombones, por ejemplo, para la confitería y la pastelería en general.

Azúcar mascabado
Es un azúcar que se vuelve blando y se emplea en pastelería.

Azúcar en cristales
Empleado para la decoración pastelera.

Azúcar líquido
Azúcar blanco disuelto en agua. Se emplea para endulzar bebidas, los siropes, los dulces cremosos, las cremas heladas, las mermeladas, etc.

Sirope de maíz
Jarabe rico en glucosa, se elabora a partir del almidón de maíz.

Sirope de maíz con fructosa
El sirope de maíz normal, antes descrito, se somete a procedimientos enzimáticos para transformar su glucosa en fructosa.

Azúcar candy
Cristales grandes de azúcar, obtenidos por la lenta cristalización de un jarabe de azúcar teñido de marrón. Se emplean como caramelos endulzantes.

Melaza de mesa
Jarabe de azúcar teñido de caramelo, empleado para untar. No contiene ni vitaminas ni minerales y no tiene nada que ver con la melaza de verdad, la melaza negra, que sí contiene todos los nutrientes del zumo de caña de azúcar.

Y ahora vamos a mencionar otros azúcares malos que provienen de fuentes distintas al azúcar blanco.

La fructosa
Vendida como si fuera «azúcar de fruta», suele proceder del maíz. No contiene nutrientes. Se vende en polvo, molido más o menos fino, o en trozos. Es un azúcar malo.

La dextrosa
También vendida como «azúcar de fruta», proviene del almidón de alguna fécula. En realidad es glucosa pura cristalizada, desprovista de nutrientes y, por tanto, mala.

El xilitol (azúcar de abedul)
Azúcar extraído de la corteza del abedul. Como lo purifican, deja de contener vitaminas y minerales.

Los edulcorantes sintéticos
Aunque no son glúcidos, los edulcorantes sintéticos se mencionarán en esta obra porque suelen consumirse para evitar el azúcar.

Las **sustancias sintéticas** se crean de manera artificial en los laboratorios copiando una molécula existente en la naturaleza, o creando una del todo nueva. En el caso de los edulcorantes, las moléculas producidas tienen la característica de estar azucaradas, incluso muy azucaradas. El aspartamo, por ejemplo, tiene un poder endulzante 180 veces más elevado que el azúcar blanco refinado. Y eso no es nada, porque la sacarina es entre 300 y 400 veces más endulzante que el azúcar blanco.

Sin embargo, estos edulcorantes no están compuestos de azúcar. El aspartamo, sin ir más lejos, es la simple combinación de dos aminoácidos. Así que no tiene nada que ver con la familia de los glúcidos. Como no son glúcidos, no presentan los inconvenientes de éstos: ni caries, ni exceso de peso, ni hipoglucemias reactivas, etc. Por eso se emplean cada vez más como sustitutivos del azúcar, tanto por parte de los consumidores como por parte de los fabricantes de alimentos dulces.

DEBES SABER QUE...

A primera vista, los edulcorantes sintéticos pueden parecer beneficiosos, porque evitan los efectos nocivos de los azúcares, al tiempo que endulzan nuestras vidas. Pero la realidad es que las moléculas sintéticas acaban siendo perjudiciales para el organismo. No se trata de moléculas naturales con las que el organismo pueda trabajar. Son extrañas a los ciclos biológicos y acaban ocasionando problemas de salud. Por eso no son recomendables.

EL REFINADO DE LOS CEREALES

Hasta mediados del siglo XIX, la harina utilizada para elaborar pan o pastas o galletas estaba constituida por el conjunto de componentes del grano, salvo la envoltura externa, porque es demasiado dura (el salvado). Así, la gente se beneficiaba de todos los nutrientes que le ofrecían los cereales que molían. Esas harinas son las que actualmente llamamos integrales. El término «integral» designa a los cereales sin procesar, porque, en aquellas épocas, no se conocían los procesos de refinado.

A partir de mediados del siglo XIX, tuvo lugar una revolución en la molienda. Las muelas de piedra fueron reemplazadas por muelas metálicas cilíndricas. Es el inicio de la industria moderna que permite **la separación de los diferentes componentes** del grano para obtener una harina blanca. De ese modo se fue reemplazando la harina integral.

Desgraciadamente, hemos ido recurriendo cada vez más a la harina blanca para elaborar pan, por sus diversas ventajas, no dietéticas pero sí prácticas y económicas. La harina blanca está desprovista de enzimas y, en consecuencia, se conserva más tiempo. Es más fácil de trabajar y da como resultado una textura más ligera y agradable en boca. A causa de su color blanco, el pan resultante es atractivo, signo de refinamiento, sobre todo para la gente que aún tenía que comer pan negro.

ESTRUCTURA DE UN CEREAL

Corte longitudinal del grano de trigo

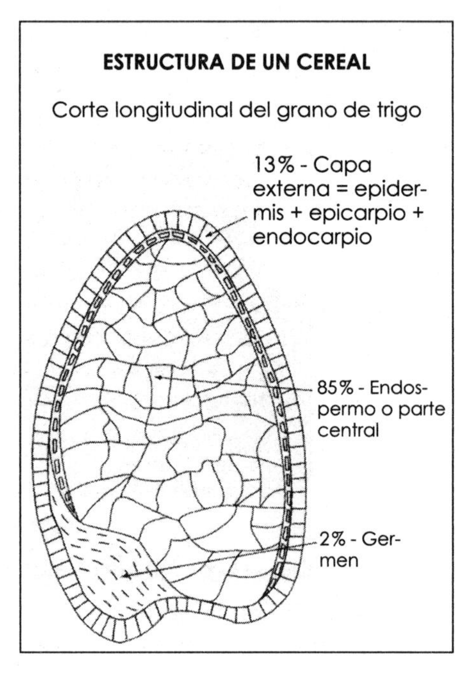

DEBES SABER QUE...

La harina blanca es una harina exclusivamente compuesta de almidón. No contiene vitaminas ni minerales ni proteínas, como es el caso de la harina integral. Por lo tanto, se trata de una harina carente de nutrientes, desnaturalizada, tan mala como un azúcar malo.

A fin de acabar de comprender los perjuicios que tiene el refinado sobre la calidad de los cereales y las harinas, vamos a recordar brevemente cómo es la estructura del cereal y las diferentes etapas de producción de la harina.

LA ESTRUCTURA DE UN GRANO DE CEREAL

Un grano de cereal está compuesto de tres partes fundamentales;

El endospermo, o parte central
Representa el 85 % de la semilla. Está casi exclusivamente compuesto de almidón.

El pericarpio, o envoltura (epidermis y capa subcortical)
Representa el 13 % de la semilla y contiene muy poco almidón. Por el contrario, es rico en minerales, oligoelementos y vitaminas. La capa subcortical de las semillas es rica en proteínas.

El germen
Representa el 2 % de la semilla, pero tiene una enorme cantidad de nutrientes necesarios para el crecimiento de la planta.

Las sustancias más preciosas se encuentran, pues, en las partes superficiales de la semilla, es decir, en la envoltura y en el germen. La menos interesante, porque está de sobras representada en la naturaleza, que es el almidón, está en la parte central del grano.

LA PRODUCCIÓN DE HARINA

La producción de harina comprende tres etapas:

El descascarillado
Durante esta etapa, la cáscara dura e inasimilable del grano, es decir, el salvado, se separa del resto de la semilla.

El molido
Esta operación consiste en convertir el grano en harina con ayuda de una muela. Según el tipo de muela utilizada se obtienen harinas de estructuras diferentes:

a. El molido con muela de piedra

En el pasado, el grano se molía con muelas de piedra en molinos de agua o viento. La rotura de los tejidos del grano se hacía perpendicularmente a las capas propias de las semillas. Las partículas resultantes contenían, pues, los nutrientes propios de cada capa del grano. Las proteínas, enzimas, vitaminas y minerales se repartían por toda la harina. La composición de las partículas de harina era homogénea. Durante el tamizado, era difícil separarlas para obtener harinas diferentes.

b. El molido con cilindro

Es el sistema moderno. Las ruedas de piedra se sustituyeron por cilindros metálicos. Los granos son aplastados y chafados en vez de rotos. Durante este chafado, las diferentes capas del grano se separan unas de otras. Las partículas de harina resultantes ya no contienen los nutrientes de varias capas, sino que cuentan sólo con algunas de ellas, por separado. Cada partícula, pues, tiene su contenido nutritivo preciso, gracias a lo cual se podrán separar durante el tamizado y se podrán obtener diferentes harinas.

El cernido y el tamizado

La harina que sale de las muelas contiene todos los nutrientes presentes en el grano. Se trata de harina integral y, en ese sentido, es un «buen azúcar». Pero, por lo general, nunca se utiliza esa harina. Casi siempre se llevan a cabo dos operaciones diferentes de cara a modificar la composición de la harina y obtener calidades distintas: **el cernido y el tamizado.**

El molido, en efecto, ha reducido las diversas partes del grano a partículas de constitución, volumen y peso distinto, dependiendo de la parte de la que hayan salido. Dichas partículas son más pequeñas y finas si provienen de la parte central de la semilla. El almidón se puede moler más finamente que las partes superficiales del grano, que son ricas en fibra.

a. El cernido

Este proceso consiste en separar el salvado mediante tamices de mallas anchas. Hay dos tipos de salvado: la cutícula, muy dura y recia, y el epicarpio, más tierno. La cutícula está presente en la harina integral, pero no en la completa. Esta última no contiene la cutícula.

b. El tamizado

La harina desprovista del salvado es entonces tamizada a través de un número más o menos de tamices de mallas más y más finas cada vez. La composición de la harina se modifica: cuantos más componentes se le eliminan a la harina, más blanca y fina se vuelve y, en consecuencia, más pobre en nutrientes va quedando. Así, acaba convertida en un azúcar malo.

LAS DIFERENTES HARINAS

Según la intensidad de los procesos de refinamiento durante el cernido y el tamizado, se obtienen harinas de calidades diferentes, que serán, según el caso, azúcares buenos o malos.

La harina integral (T-150)

Es una harina que contiene la totalidad de las capas del grano. Lleva tanto la cutícula como el resto del salvado. Es un azúcar bueno.

La harina completa (T-130)

Es la harina obtenida de la molienda de todas las partes del grano, pero que no lleva la cutícula, sólo la parte más blanda del salvado. Sigue siendo un azúcar bueno.

La harina semiintegral (T-80)

No contiene las partículas de la parte externa del grano (el salvado) ni el endospermo, que es rico en almidón. Se compone de harina semiblanca procedente de la parte superficial del centro del grano y de una pequeña cantidad de la capa subcortical. Por tanto, contiene algunos nutrientes, pero muy pocos. No es un azúcar bueno.

La harina semiblanca (T-65)

Resulta de moler la parte superficial del endospermo. Pobre en nutrientes, es un azúcar malo.

La harina blanca (T-45 a 55)

Es el producto del molido de la parte central y más clara del endospermo. Es un azúcar malo.

LAS DIFERENTES HARINAS

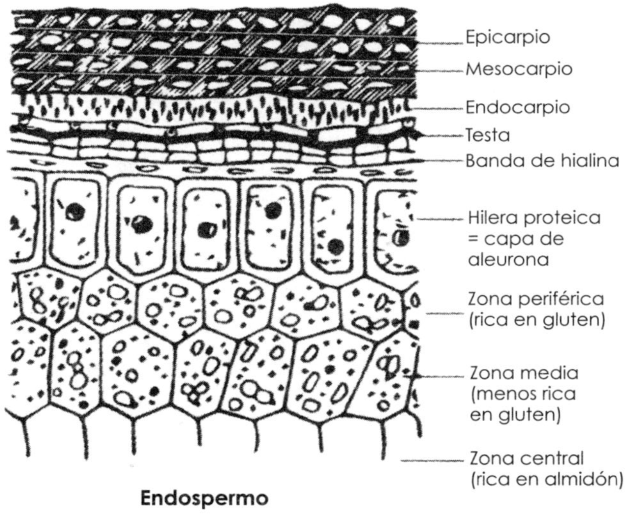

Epicarpio
Mesocarpio
Endocarpio
Testa
Banda de hialina
Hilera proteica = capa de aleurona
Zona periférica (rica en gluten)
Zona media (menos rica en gluten)
Zona central (rica en almidón)

Endospermo

Capa	Componentes	Harina blanca	Harina semiblanca	Harina semiintegral	Harina completa	Harina integral
Pericarpio o Salvado	Celulosa indigesta + minerales + vitaminas					
Capas subcorticales + Germen	Proteínas Grasas Sales minerales Vitaminas Oligoelementos					
Endospermo						
	Almidón					

3

Los glúcidos, la gran familia de los azúcares

Hasta el momento hemos utilizado la palabra «azúcar» en un sentido muy amplio. Ahora vamos a ir un poco más lejos profundizando en las cosas. Todos los azúcares a los que hemos hecho referencia, tanto si tienen sabor dulce como si no lo tienen, pertenecen a la gran familia de los glúcidos.

Los glúcidos son sustancias compuestas por carbono (C), hidrógeno (H) y oxígeno (O). Estos tres elementos pueden combinarse de maneras distintas, de forma simple o compleja, dando lugar a azúcares diferentes. Químicamente hablando todos ellos son azúcares, pero cada cual tiene sus propias características que merece la pena conocer.

LOS DIFERENTES TIPOS DE GLÚCIDOS

Los glúcidos pueden dividirse en tres grandes grupos según el número de moléculas de que se componen: **monosacáridos, disacáridos y po-**

lisacáridos. Esta división en tres grupos es fundamental porque cada uno de ellos comprende azúcares con características propias.

LOS MONOSACÁRIDOS

La estructura química de esos azúcares es la más simple de todas, porque se componen de una sola molécula (del griego *monos*, «único»). Veamos los azúcares monosacáridos.

La glucosa, o dextrosa

Se encuentra de manera abundante en la fruta y en la miel. Es la forma en la que el azúcar está en nuestra sangre y la forma de azúcar que pueden utilizar nuestras células. Cualquier otro tipo de azúcar deberá ser transformado en glucosa para poder ser asimilado por nuestro organismo.

A la glucosa también se le llama «azúcar de uva», porque esta fruta contiene mucho azúcar. Sin embargo, el azúcar de uva que se vende en las tiendas no tiene por qué provenir ni de la uva ni de ninguna otra fruta. La legislación permite el uso de ese nombre para todo azúcar que tenga la misma estructura química, tanto si proviene de cereales, de patatas o de cualquier verdura.

La fructosa

También llamada «azúcar de la fruta», porque se encuentra en gran cantidad en ésta. Pero hay que decir lo mismo que antes: la ley permite que se venda como azúcar de fruta cualquier azúcar que tenga la misma estructura química, aunque se haya obtenido del almidón de un cereal.

La galactosa

Ésta es la forma en la que se encuentra el azúcar en la leche (procede del griego *galaktós*).

DEBES SABER QUE...

A causa de su estructura química simple, los monosacáridos no necesitan ser digeridos para ser utilizados por el organismo. Pueden atravesar instantáneamente las mucosas intestinales para llegar a la sangre. Por esa razón, los grandes quemados y los enfermos son nutridos con un gotero que suele llevar una solución de glucosa.

Los monosacáridos son los azúcares consumidos por los deportistas justo antes de una competición. Por lo general, son azúcares rápidamente disponibles por los músculos.

La rapidez con la que penetran en la sangre y están a disposición de las células hace que sean considerados **azúcares directos o azúcares rápidos**. Las nociones de azúcar a rápida y azúcar de absorción lenta se están cuestionando en la actualidad. Volveremos a hablar de ello en el capítulo tercero de la segunda parte.

Combinándose de diferentes maneras, los tres azúcares monosacáridos –glucosa, fructosa y galactosa– pueden formar azúcares disacáridos y polisacáridos.

LOS DISACÁRIDOS

Los disacáridos se componen de dos monosacáridos.

La maltosa, o azúcar de malta

Está formada por dos moléculas de glucosa. Es especialmente abundante en la malta, esto es, en los cereales germinados, en particular en la cebada.

La lactosa

Es el azúcar de la leche; está formada por una molécula de galactosa y una de glucosa. Un litro de leche contiene entre 35 y 45 g de lactosa. Las supuestas propiedades del suero de leche en polvo para la regeneración de la flora intestinal se deben a su alto contenido en lactosa (75 g por cada 100 g).

La sacarosa, o azúcar de caña o de remolacha

Estas apelaciones se deben a la abundancia de estas plantas, de las que se puede hacer una explotación industrial para obtener azúcar corriente. El azúcar comúnmente usado puede ser integral (si contiene todos los minerales y vitaminas), o blanco, en caso contrario.

La sacarosa se compone de una molécula de glucosa y una de fructosa.

Los disacáridos tienen una estructura química muy simple. Necesitan sólo pequeñas transformaciones digestivas. De manera general, penetran un poco más lentamente en la sangre que los azúcares rápidos, como los monosacáridos. Por esa razón se les llama **azúcares indirectos** o **semirrápidos**.

LOS POLISACÁRIDOS

Los polisacáridos están constituidos por un gran número de moléculas de glucosa unidas entre sí. Dichas moléculas forman largas cadenas que constan de hasta 250.000 unidades de glucosa. Juntas forman lo que llamamos **almidón**. Hay dos tipos de almidón.

El almidón vegetal

Está producido por vegetales y se almacena en los tejidos como reserva energética. Se encuentra sobre todo en las semillas (de cereales y leguminosas), en los tubérculos (patatas), en las raíces (apio, mandioca) y en ciertas frutas (castañas).

El almidón de los vegetales no puede ser utilizado tal cual por el organismo. Las cadenas de moléculas de glucosa que lo componen son demasiado largas. Tienen que dividirse en segmentos más pequeños y, luego, en moléculas de glucosa aisladas antes de poder penetrar en la sangre. Esta división se realiza durante la digestión. Tiene lugar, principalmente, a nivel de la boca, gracias a la ptialina, el jugo gástrico que hay en la saliva; luego sigue en el intestino. Este proceso se alarga en el tiempo y puede durar varias horas. Generalmente, el azúcar resultante de dichas transformaciones penetra poco a poco en la sangre. Por eso los polisacáridos se llaman **azúcares de absorción lenta.**

El almidón animal

Los animales y los humanos almacenamos reservas de carburante en forma de largas cadenas de moléculas de glucosa. El número de éstas es, sin embargo, menor que en los vegetales: cerca de 10.000 unidades. Este almidón animal es el **glucógeno** que el cuerpo almacena en el hígado y los músculos. Cuando es necesario, el cuerpo reconvierte el glucógeno en moléculas de glucosa que cubran las necesidades energéticas del momento.

LA CELULOSA

La celulosa es otro **polisacárido**. Se compone de cadenas de 10.000 moléculas de glucosa, pero están organizadas de manera distinta al almidón. Su especial organización hace que la fibra de los vegetales sea tan rígida. Esta fibra dura forma el tejido de sostén de las plantas y confiere solidez al salvado de sus granos, para protegerlos de las agresiones externas.

Para poder cumplir con su papel, la celulosa debe ser dura y rígida y no descomponerse fácilmente, por ejemplo cuando entra en contacto con el agua. A causa de dicha dureza, la celulosa no puede ser digerida por nuestro aparato digestivo. Se queda tal cual es y no puede ser absorbida en modo alguno. Forma **sustancia de lastre** que favorece el peristaltismo intestinal y limpia el intestino.

LOS DIFERENTES GLÚCIDOS

Monosacáridos (1 molécula)	**Disacáridos** (2 moléculas)	**Polisacáridos** (numerosas moléculas)
Glucosa	Maltosa (2 glucosas)	Almidón vegetal (250.000 glucosas)
Fructosa	Lactosa (1 glucosa+ 1 galactosa)	Almidón animal (glucógeno: 10.000 glucosas)
Galactosa	Sacarosa (1 glucosa + 1 fructosa)	Celulosa (10.000 glucosas)

LA NECESIDAD DE GLÚCIDOS

EL PAPEL DE LOS GLÚCIDOS ES ENERGÉTICO

Por así decirlo, los glúcidos no juegan ningún papel en la construcción del organismo. Ante todo, se trata de carburantes que el cuerpo necesita para funcionar, para regular su temperatura y para permitir la actividad física.

Diferentes experimentos han sido llevados a cabo para determinar cuál debía ser **la ración glucídica** ideal para el ser humano. Pero las cifras obtenidas varían de un estudio a otro. El tema es de difícil resolución porque, en realidad, las necesidades de carburante pueden ser muy diferentes entre individuos y según la actividad que desarrollen.

En efecto, ciertas personas tienen un metabolismo basal lento, queman poco y lentamente. Sus necesidades de glucosa serán mucho menores que las de personas con un metabolismo basal elevado. Estas últimas, de tipo nervioso, queman muy rápido todo lo que comen. Así que necesitan más glúcidos que los primeros.

Un importante factor a tener en cuenta es el sedentarismo. Algunas personas tienen un modo de vida muy sedentario y no necesitan mucho carburante. Otras, por el contrario, hacen trabajos físicos que requieren grandes aportes energéticos. Y, por último, no podemos olvidar el estrés... o la ausencia de éste. Si nuestras necesidades de azúcar son bajas cuando la vida fluye tranquilamente, aumentan en gran medida cuando nos sentimos bajo presión o muy solicitados.

La ración glucídica cotidiana ha sido determinada por ciertos autores como de un 40 a un 45 % de la ración alimenticia total. Otros la sitúan incluso entre el 50 y el 55 %. Expresado en gramos, esto representa unos 400 g de glúcidos al día.

Observando el contenido en glúcidos de los principales alimentos que aportan energía, se constata que dichas necesidades se pueden cubrir con facilidad.

CONTENIDO EN GLÚCIDOS DE ALGUNOS ALIMENTOS

ALIMENTO	CONTENIDO EN % DEL PESO
Verduras verdes	6
Patatas	20
Fruta fresca	20
Pasta cocida	30
Cereales	50
Pan	50
Fruta seca	60
Harinas	70
Galletas	70-80
Miel	77

En realidad, no es necesario calcular a cuánto se elevan nuestras necesidades de glúcidos y a qué cantidad de alimentos se corresponden.

NUESTRO CUERPO NOS AYUDA A COMER EN FUNCIÓN DE SUS NECESIDADES

Tenemos hambre cuando resulta necesario el carburante. Durante la ingesta, el apetito dura tanto como el cuerpo necesita carburante. Cuando tiene suficiente, aparece la **sensación de saciedad.** En el transcurso de la jornada, cuando la glucemia desciende, recibimos la señal de alarma mediante el deseo de comer. Si la glucemia sigue bajando, entonces ya no nos apetecerá comer en general, sino que pensaremos en alimentos especialmente dulces.

EN RESUMEN

La glucemia es algo tan fundamental para el buen funcionamiento de nuestro cuerpo y el bienestar general que vamos a profundizar en el tema para mostrar cómo trabaja el cuerpo constantemente para mantener los niveles de azúcar en sangre en la proporción óptima.

4

La glucemia y sus variaciones

Los millones de células de nuestro organismo dependen de la glucosa para funcionar. En consecuencia, la sangre debe contener glucosa constantemente, en cantidad suficiente, para que las células puedan disponer de combustible en todo momento, según sus propias necesidades. El cuerpo lo consigue manteniendo unos **niveles constantes de glucosa** en sangre.

El contenido de glucosa en sangre es lo que se denomina **glucemia**. Suele ser de aproximadamente 1 g de glucosa por cada litro de sangre. Debe mantenerse lo más estable posible, pero hay diferentes factores que la pueden modificar temporalmente. La glucemia se eleva tras las ingestas. Los numerosos glúcidos contenidos en los alimentos se liberan durante las digestiones, atraviesan las paredes intestinales y llegan al torrente sanguíneo. Esto provoca un inevitable aumento de la glucemia.

Pero también puede bajar. Es el caso de un esfuerzo físico intenso y brusco. Los músculos, muy solicitados, necesitarán mucha glucosa. La extraen de la sangre y, por consiguiente, la glucemia descenderá. El estrés tiene el mismo efecto: aumenta la combustión y baja los niveles de azúcar en sangre.

La glucemia es considerada normal cuando se sitúa entre 0,8 g/l y 1 g/l. Estas cifras son las de una persona joven que no ha comido nada durante muchas horas, por ejemplo, por la mañana en ayunas. Tras una ingesta, la glucemia se eleva. Seguirá considerándose normal si dos horas después de la comida se sitúa entre 1 y 1,4 g/l.

DEBES SABER QUE...

Cuando la glucemia es correcta, uno se siente bien, lleno de energía y con ánimos. Podemos pensar con claridad y estamos de buen humor. No sentimos hambre, y si comemos cosas dulces, no nos resultarán especialmente placenteras.

Por debajo de 0,8 g/l o por encima de 1,4 g/l se está fuera de la normalidad, es decir, que no se está fisiológicamente sano del todo. Una glucemia anormal (muy alta o muy baja) no presenta muchas consecuencias si es pasajera. Pero si perdura en el tiempo, provoca **problemas fisiológicos** en todos los casos. En efecto, el cuerpo humano soporta mal el exceso o el defecto de glucosa en sangre.

DEBES SABER QUE...

Cuando los niveles de azúcar son demasiado altos, se habla de hiperglucemia, y cuando son demasiado bajos, de hipoglucemia.

LA HIPERGLUCEMIA

La hiperglucemia empieza cuando se superan los 1,4 g/l. El aumento puede ser débil (1,8 g/l), medio (2,5 g/l) o severo (5 a 6 g/l). Las cantidades demasiado grandes de azúcar en sangre modifican su composición de manera notable. Cuando la hiperglucemia es pasajera, no cabe esperar consecuencias, pero si se prolonga, el organismo no lo soportará. Uno de los primeros síntomas en aparecer será una intensa fatiga y somnolencia. Al ser el azúcar el carburante del organismo, puede resultar sorprendente esa falta de energía. Lo cierto es que toda modificación en la correcta composición de la sangre provoca siempre la disminución de las capacidades funcionales del organismo y lo priva de energía.

Además, el exceso de azúcar es una agresión contra la que el cuerpo lucha desesperadamente; así, movilizando todas sus fuerzas, se agota.

Si la sangre es demasiado rica en glucosa, el organismo buscará la forma de deshacerse de ella. Eliminará tanta como le sea posible a través de los riñones (orina). La presencia de azúcar en la orina es un claro síntoma de hiperglucemia. Además, el cuerpo reacciona aumentando el número de micciones. Con la hiperglucemia se siente la necesidad de orinar muy a menudo.

DEBES SABER QUE...

En la antigüedad, los médicos probaban la orina de sus pacientes para establecer su diagnóstico. Si les parecía dulce, deducían hiperglucemia y diabetes. Otros, más escrupulosos, hacían orinar a sus pacientes cerca de un hormiguero. Si las hormigas se precipitaban a la orina, era porque contenía azúcar.

El cuerpo también busca disminuir las agresiones que el exceso de azúcar representa para los tejidos, diluyéndola al máximo. Por eso suele desencadenar una intensa sed que obliga al hiperglucémico a beber todo lo que puede. La abundancia de líquido consumido diluye la sangre y los líquidos celulares. De ese modo favorece la eliminación de glucosa a través de la orina, ofreciendo un apoyo impagable para expulsarla del organismo.

Otros problemas asociados a la hiperglucemia son: los problemas de visión, las cefaleas, la comezón la piel, la lengua seca, las náuseas y los problemas de consciencia.

SÍNTOMAS DE LA HIPERGLUCEMIA

- Notable fatiga, somnolencia.
- Frecuente necesidad de orinar.
- Presencia de azúcar en la orina.
- Aumento de la cantidad de orina eliminada.
- Sed, sensación de boca seca.
- Visión borrosa.
- Cefalea.
- Prurito.
- Náuseas.
- Problemas de consciencia.

LA HIPOGLUCEMIA

El límite inferior de la glucemia normal se sitúa en 0,8 g/l. Cuando desciende por debajo de ese nivel, el cuerpo tiene carencia de carburante: está hipoglucémico. Entonces, el organismo se instala en la lasitud y aparece una imperiosa necesidad de comer, un hambre voraz que empuja a la persona a comer lo que sea para restablecer sus niveles normales de azúcar.

Si no se efectúa ningún aporte glucídico y el gasto de energía se mantiene, la hipoglucemia sigue aumentando. Con 0,6 g/l el agotamiento es difícil de soportar y el hambre se centra no ya en cualquier alimento, sino en dulces, en cosas muy azucaradas. Si seguimos sin aportar glúcidos al organismo y se baja de 0,6 g/l, empiezan los mareos, las náuseas y se entra en una **crisis de hipoglucemia.**

La falta de carburante hace sentir al individuo cansado, incluso totalmente agotado. Siente que ya no tiene fuerzas. No puede hacer el menor esfuerzo. Todo le parece una montaña. En algunos casos puede entrar en pánico. Pensemos que el cerebro funciona con glucosa, y por eso el individuo se puede poner muy nervioso, angustiado y confuso, tanto que le costará concentrarse y hablar. A ciertos niveles muy bajos, al corazón le costará hacer bien su trabajo: aparecerán palpitaciones, las piernas se doblan y el mareo puede conducir a la pérdida del conocimiento. Y a todos esos síntomas, debe añadirse un hambre irresistible y un deseo enorme por cualquier sustancia dulce. El deseo irrefrenable de ingerir con urgencia cosas dulces es el indicativo más claro de que se necesita un aporte de glúcidos de inmediato.

LOS SÍNTOMAS DE LA HIPOGLUCEMIA

- Intensa fatiga, falta de energía, sensación de debilidad extrema.
- Irresistible necesidad de ingerir azúcares.
- Nerviosismo, agitación, angustia.
- Confusión mental, dificultad de concentración, problemas de habla.
- Cefaleas, náuseas, problemas de visión.
- Palpitaciones, sudor, palidez, temblores, vértigos, desmayos.

LA GLUCEMIA Y SUS VARIACIONES

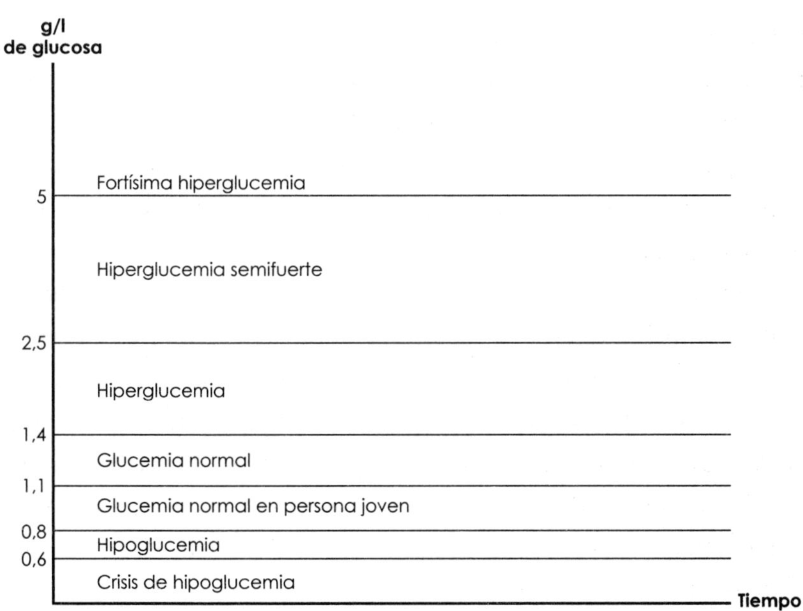

El cuerpo trabaja constantemente para mantener los índices de glucosa en la normalidad

Vamos a ver cómo reacciona el organismo cuando esos índices se elevan hacia la hiperglucemia o descienden hacia la hipoglucemia.

LA REGULACIÓN DE LAS HIPERGLUCEMIAS

Con las sucesivas digestiones, la glucosa contenida en los alimentos se va liberando; atraviesa las pareces intestinales y penetra en el torrente sanguíneo. La glucemia se eleva así progresivamente. Cuando se va acercando al límite superior de la glucemia normal, o si lo supera, **el páncreas** se pone en estado de alerta. El páncreas es el órgano responsable de la lucha contra la hiperglucemia. Además, es el único órgano que puede actuar en este sentido, aunque haya muchas glándulas implicadas en la corrección de la hipoglucemia.

El páncreas se ubica en la parte izquierda del abdomen, a la altura del hígado, frente a él. Secreta jugos digestivos a los intestinos y, como tal, es una glándula digestiva. Pero además, el páncreas tiene una función endocrina (hormonal), como la tiroides o la hipófisis. Y ésta es la función que ahora nos interesa. El páncreas produce **insulina.**

Cuando los almacenes de glucógeno están llenos, ya no se puede almacenar más glucosa. Entonces, la insulina no puede convertir la glucosa sobrante en glucógeno y la convierte en **grasa**. Así, la glucosa abandona la sangre y es transportada y almacenada en los **adipocitos**, células especializadas en el almacenamiento energético en forma de lípidos. Almacenar energía para poderla utilizar cuando sea preciso es una necesidad del organismo para asegurar su buen funcionamiento. El problema es que, en caso de sobrealimentación, el almacenamiento es demasiado grande y se convierte en un aumento de peso molesto y desagradable.

DEBES SABER QUE...

La insulina que penetra en la sangre tiene por efecto la disminución de los niveles de azúcar para devolverlos a la normalidad. La cantidad de insulina producida está siempre adaptada a las necesidades del organismo. Será poca para un pequeño exceso de la glucemia normal, o muy fuerte para los excesos importantes. Pero la glucosa de la que se deshace la sangre no se volatiliza. Gracias a la insulina, es conducida al hígado y a los músculos. Y allí se convierte en **glucógeno,** para ser almacenado como reserva energética. En efecto, si la glucosa es la forma en que la energía es transportada y utilizada, el glucógeno es la forma en que es almacenada. La cantidad de glucosa que puede almacenarse llega a 300 o 400 g.

La acción de la insulina transforma, pues, el exceso de glucosa en glucógeno y, si sigue sobrando, en grasa.

Si la primera energía almacenada (el glucógeno) es fácil y rápidamente reconvertida en glucosa cuando es necesario, no pasa lo mismo con la grasa. Su reconversión en glucosa es mucho más lenta y más difícil.

LA CONVERSIÓN DE GLUCOSA DURANTE LA HIPERGLUCEMIA

Glándula endocrina	Hormona	Tipo de reserva
Páncreas	Insulina	Glucógeno en hígado y músculos
Páncreas	Insulina	Grasa en los adipocitos

LA REGULACIÓN DE LAS HIPOGLUCEMIAS

Nuestras actividades cotidianas van quemando la glucosa presente en sangre constantemente. Los niveles bajan de manera inevitable. Cuando la glucemia baja por debajo del nivel mínimo (0,8 g/l) y llega al estado de crisis hipoglucémica (0,6 g/l o menos), intervienen fenómenos correctores. De lo contrario aparecería la **crisis hipoglucémica,** caracterizada por una enorme fatiga física y mental que no permite al individuo llevar una actividad normal.

El organismo, entonces, puede recurrir a diferentes fenómenos correctores. El hecho de que tenga varias opciones –mientras que sólo tenga una opción en caso de hiperglucemia– se debe a que al organismo le resulta más útil para sobrevivir corregir una carencia que un exceso. En el primer caso, si no se hace nada, el organismo se ve en **serias dificultades, incluso en peligro.** La persona no puede hacer frente a la situación ni defenderse. Su cuerpo apenas puede funcionar. Estas cosas tan dramáticas no suelen pasar en caso de hiperglucemia; en ese caso, la gente suele seguir funcionando, haciendo frente a su vida, a sus obligaciones y defenderse en caso de necesidad. En hiperglucemia la situación no es de emergencia.

Como hemos visto, la primera forma que tiene el cuerpo de corregir la hipoglucemia es incitar a la persona a comer para aumentar los niveles de glucosa en sangre. El hambre se manifiesta en cuanto la glucemia desciende por debajo de 0,8 g/l. Al principio se trata de ganas de comer en general, pero cuanto más descienden los niveles de azúcar en sangre, el hambre se va transformando en una necesidad imperiosa de comer dulces. En efecto, mientras la carencia de glucosa es suave, la digestión de cualquier alimento abastece de azúcares suficientes. Pero cuando la falta de glucosa es grande, hay que comer azúcar directamente. Los azúcares de absorción rápida llegan de inmediato al torrente sanguíneo y restablecen la glucemia correcta.

Si bien comer es el medio más lógico y natural para corregir una hipoglucemia, tiene un inconveniente: los alimentos no siempre están a nuestra disposición. En tal situación, el cuerpo no puede consumir azúcares externos. Tendrá que buscarlos en otro sitio. La única posibilidad que le queda es encontrar azúcar dentro de sí mismo, en el glucógeno y en la grasa almacenada en sus propios tejidos. La conversión de dichas reservas tiene lugar gracias a la acción de **diferentes glándulas endocrinas.**

Una de ellas es el **páncreas.** En caso de hipoglucemia, secreta glucagón. Esta hormona actúa sobre el glucógeno del hígado y de los músculos y lo transforma en glucosa útil. Ésta llega a la sangre y restablece los niveles normales de glucemia. Otras dos glándulas endocrinas actúan de forma equivalente. Se trata de las **glándulas suprarrenales** que secretan adrenalina, la cual, acelerando todas las funciones orgánicas, permite defenderse de los peligros. Y la **glándula tiroides,** que libera tiroxina, una hormona en relación con la rapidez de las combustiones y del metabolismo basal.

LA CONVERSIÓN DEL GLUCÓGENO Y LA GRASA EN GLUCOSA, DURANTE LA HIPOGLUCEMIA

Glándula endocrina	Hormona	Tipo de reserva convertida
Páncreas	Glucagón	Glucógeno del hígado y los músculos
Suprarrenales	Adrenalina	Glucógeno del hígado y los músculos
Tiroides	Tiroxina	Glucógeno del hígado y los músculos
Hipófisis	Somatotropa	Grasas de los adipocitos
Suprarrenales	Glucocorticoides	Proteínas

Gracias a estas tres glándulas, la glucosa sale de las reservas de glucógeno. Pero dichas reservas no siempre están llenas y, según la situación, se agotan rápidamente. Si no hay glucosa ni reservas de glucógenos, el organismo debe buscar en otro almacén: la grasa almacenada en los adipocitos. La conversión de grasas en glucosa tiene lugar gracias a la **hormona somatotropa secretada por la glándula hipófisis.** De este modo, la glucosa llega a la sangre y equilibra los niveles de azúcar.

Finalmente, el organismo dispone de otra estrategia de defensa frente a las hipoglucemias, a la que se puede recurrir cuando no queda más remedio. En efecto, la glucosa también forma parte, en muy pequeña medida, en la composición de las **proteínas**. En casos realmente extremos, el cuerpo puede recurrir a las moléculas de glucosa fragmentando las cadenas de proteínas. La glucosa liberada se transporta a la sangre y aumenta la glucemia. Las hormonas que producen la descomposición de las proteínas son los glucocorticoides secretados por las glándulas suprarrenales.

5

Enfermedades causadas por los azúcares malos

El consumo regular y abundante de azúcar blanco y de harinas blancas está en el origen de numerosas dolencias sufridas por el «hombre moderno». No habiendo sido previstos por la naturaleza para nuestro cuerpo, esos falsos alimentos agreden el organismo y alteran su funcionamiento. Vamos a ver los principales males que resultan del consumo de los azúcares malos.

LOS AZÚCARES MALOS PROVOCAN CARENCIAS EN EL ORGANISMO

Para funcionar correctamente y tener buena salud, en consecuencia, el organismo utiliza unos cincuenta nutrientes distintos: vitaminas, minerales, oligoelementos, aminoácidos...

Dichos nutrientes resultan indispensables y deben administrarse a través de los alimentos. Efectivamente, el organismo no puede producirlos por sí mismo.

Si bien los alimentos naturales nos ofrecen todos los nutrientes que necesitamos, no se puede decir lo mismo de los alimentos desnaturalizados. Tras haber sido desprovistos de una parte de sus componentes, **esos alimentos provocan carencias.** Durante su consumo los nutrientes que no contienen los echará de menos el cuerpo; así que el organismo sufrirá carencias.

Las carencias pueden ser de nutrientes que actúen a nivel de la construcción y reparación de tejidos, lo cual conduce al debilitamiento de los órganos y a lesiones. Cuando las carencias afectan a nutrientes necesarios para el funcionamiento del organismo, los órganos no hacen bien su trabajo, o no como deberían. Su funcionamiento, entonces, se ralentiza, resulta incompleto e inadecuado, incluso puede interrumpirse.

El refinamiento del azúcar y los cereales sustrae numerosos nutrientes a dichos alimentos. En la tabla de la página 31 se ponen de manifiesto las diferencias que existen entre el azúcar integral (con su melaza negra), el azúcar completo (sin la melaza, pero con bastantes nutrientes) y el azúcar blanco. Al contrario que el azúcar integral, el blanco no contiene ninguna vitamina ni proteína y su contenido en minerales es casi nulo.

Las diferencias de composición entre la harina blanca y la integral son igualmente importantes.

CONTENIDO EN VITAMINAS DE LAS DIFERENTES HARINAS (EN MG)

	Vit B1	Vit B2	Vit B3	Vit B6
Harina integral	0,36	0,24	5	0,40
Harina completa	0,24	0,15	5	0,34
Harina blanca	0,10	0,08	0,6	0,20

CONTENIDO EN MINERALES DE DIFERENTES CEREALES (EN MG)

	Potasio	Sodio	Calcio	Magnesio	Hierro	Total
Trigo integral	400	40	40	120	15	615
Harina blanca	12	8	15	17	1,3	53,3
Arroz integral	560	160	160	250	50	1.130
Arroz blanco	62	14	8	23	3	110

En la harina blanca hay dos veces menos vitamina B6, tres veces menos vitaminas B1, B2 y calcio, seis veces menos magnesio, doce veces menos hierro y treinta y tres veces menos potasio que en la harina integral. Algunas harinas blancas tienen un contenido mayor en vitaminas, pero son vitaminas sintéticas que se le añaden, cuyo valor nutritivo es muy inferior al de las vitaminas naturales.

El problema es idéntico en cuanto a los cereales. Encontramos diferencias de composición parecidas entre el arroz blanco y el arroz integral. De hecho, si consumimos tan sólo productos refinados nos estamos privando del 70 % de las sustancias más preciosas contenidas en los cereales.

Si el azúcar blanco y la harina blanca se consumen sólo ocasionalmente, no habrá consecuencias. Pero los cereales han sido siempre un alimento de base, de consumo habitual. El azúcar no, aunque se ha ido convirtiendo en básico con el tiempo.

Así, en lugar de recibir de manera regular los nutrientes que se necesitan, todo el que consuma habitualmente azúcar blanco, pan blanco, pastas blancas, arroz blanco, harinas blancas... estará privado de ellos.

Para colmo, las carencias provocan desarreglos cada vez más numerosos y pronunciados en las funciones orgánicas. Con el tiempo conducen a lesiones importantes.

DEBES SABER QUE...

Las enfermedades resultantes de carencias nutritivas tienen relación con los nutrientes de los que se carece. Por ejemplo, la carencia de magnesio provoca el debilitamiento del sistema nervioso, calambres en las piernas y una baja resistencia orgánica frente a las infecciones, así como a la formación de tumores cancerosos. La carencia de vitaminas del grupo B disminuye la producción de energía, la resistencia al estrés, la regeneración de la sangre, etc.

El riesgo de carencias se ve reforzado por el hecho de que los alimentos desprovistos de nutrientes no se conforman con no aportarlos, sino que **los toman**. Para este propósito utilizamos la expresión **«ladrón de vitaminas»**. Normalmente, cada alimento lleva las vitaminas necesarias a las enzimas encargadas de transformarlas. Cuando el alimento carece de ellas, no puede hacerlo. Y para que las transformaciones bioquímicas tengan lugar, el cuerpo mismo debe aportar a las enzimas las vitaminas que faltan. Con ello sólo se consiguen más carencias, que se añaden a las carencias de los aportes.

LA ACIDIFICACIÓN DEL TERRENO

Para gozar de buena salud, debe existir en el organismo un equilibrio entre las sustancias ácidas y las básicas o alcalinas.

Esto es lo que se llama equilibrio ácido-básico. En esta situación, las enzimas, que son las responsables de todas las transformaciones bioquímicas, hacen su trabajo correctamente. Cada célula y cada órgano ejecutan su trabajo de manera normal y el organismo goza de salud y vitalidad.

El consumo de azúcar blanco y harinas blancas rompe el equilibrio ácido-básico del cuerpo. Dichos alimentos conducen a una fuerte producción de ácidos. La acidificación del terreno que resulta de su consumo dificulta el trabajo de las enzimas y empiezan a aparecer problemas de salud.

LOS MECANISMOS DE PRODUCCIÓN DE LOS ÁCIDOS

El azúcar blanco y la harina blanca aportan glucosa al organismo. Esta glucosa debe pasar por diferentes etapas de transformación para convertirse en energía útil.

Durante la **fase anaerobia** (sin oxígeno), la glucosa es atacada por enzimas que la transforman en ácido cítrico. Éste es atacado, a su vez, por otras enzimas que lo transforman sucesivamente. Esos diferentes ácidos son llamados **metabolitos intermediarios tóxicos** (MIT). Aunque son tóxicos para el organismo, su presencia es sólo provisional. En la **fase aerobia** que sigue (y con presencia de oxígeno), otras enzimas transforman el último ácido de la cadena en ácido láctico, que se convierte en energía. Así, este ácido deja de existir como tal, porque es consumido. Pero deja unos residuos en forma de gas carbónico y agua.

TRANSFORMACIÓN DE LA GLUCOSA EN ENERGÍA

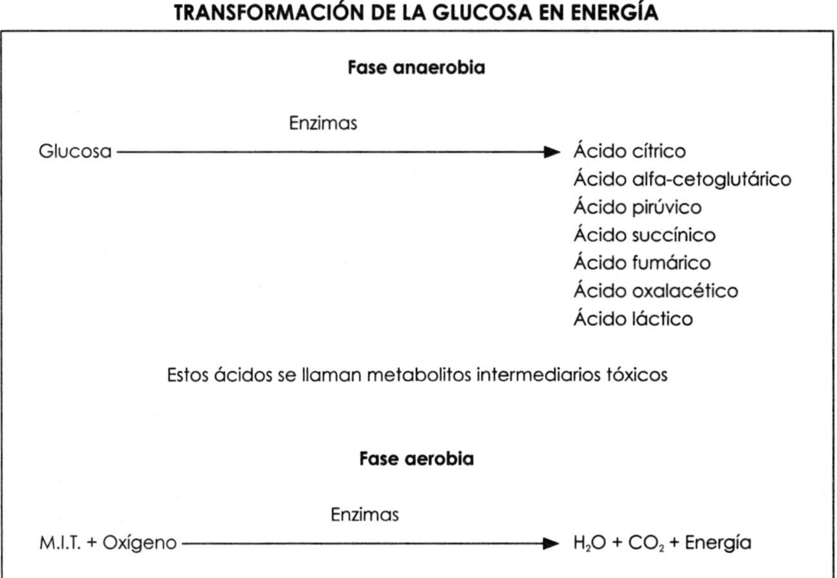

Por tanto, la glucosa es, normalmente, una energía limpia. No ocasiona desechos que, al acumularse en el cuerpo, produzcan enfermedades. Pero en la actualidad la mayor parte de la glucosa que llega a nosotros está refinada, en forma de azúcares o harinas blancas. Las vitaminas y oligoelementos necesarios para activar las enzimas no están presentes. Las transformaciones de la glucosa en energía no están presentes en la ingesta y se echan en falta en uno de los estadios de producción de MIT. Por consiguiente, en lugar de disfrutar de la energía que se le acaba de suministrar, el organismo tiene que poner mucho de su parte y acaba obteniendo toxinas extra en forma de ácido cítrico, alfa-cetoglutárico o láctico, según el momento en que se interrumpen las transformaciones. Producción de energía hay poca, pero ácidos hay muchos. Éstos se acumulan y ayudan a las futuras dolencias.

LOS TRES PERJUICIOS DE LOS ÁCIDOS

Los ácidos **agreden** los tejidos, los hieren y los inflaman, lo cual conduce a reumatismos, tendinitis, neuritis y eczemas.

Los ácidos **desmineralizan** los tejidos, que, luego, el organismo deberá ceder de sus reservas para neutralizar los ácidos excedentes. Con ello se produce la descalcificación del esqueleto, la artritis, las caries, el eczema seco, la hipotensión, la falta de energía, la irritabilidad y los estados depresivos.

Los ácidos **disminuyen las defensas** orgánicas. El sistema inmunitario no lucha eficazmente contra las infecciones comunes como la gripe, el catarro o la cistitis, ni contra los alérgenos y las diversas alergias.

Cada vez hay más médicos, naturópatas y nutricionistas que se dan cuenta de que los ácidos son responsables de un gran número de enfermedades. Un gran número de dichos ácidos proviene de los azúcares malos.

LA INTOXICACIÓN DEL ORGANISMO

El funcionamiento del organismo produce muchos desechos y residuos metabólicos que se llaman toxinas.

Normalmente, las toxinas se eliminan a medida que se van produciendo, gracias a algunos de los cinco órganos eliminadores o emuntorios: hígado, intestinos, riñones, piel y pulmones. Cuando estos órganos no consiguen eliminar correctamente las toxinas y expulsarlas al exterior, se van acumulando en el cuerpo, más precisamente en el terreno orgánico.

Para la medicina natural, esta **acumulación de toxinas** constituye la causa principal de las enfermedades. La presencia de desechos en sangre, en las células y en los órganos impide el funcionamiento normal del organismo, con lo cual se producen problemas de salud más y más serios, a medida que los niveles de sobrecarga aumentan para el organismo.

DEBES SABER QUE...

Las toxinas, con su presencia, espesan la sangre y le impiden la circulación correcta. Se van acumulando en las paredes de las arterias y en órganos como el hígado o el cerebro. La congestión de éstos altera su funcionamiento. Si ciertas toxinas molestan al organismo con su simple presencia, otras destacan por su agresividad. Numerosas toxinas son irritantes para los tejidos, lo que provoca inflamaciones, e incluso esclerosis. También pueden modificar el material genético de las células, que acaban convirtiéndose en cancerosas.

LOS DOS GRANDES TIPOS DE TOXINAS

Los **cristales** son toxinas angulosas, de consistencia dura, que causan inflamaciones y lesiones. Los ácidos de los que acabamos de hablar pertenecen a esta categoría de toxinas. Su origen está en las proteínas, pero también en el azúcar blanco. Las enfermedades que generan están descritas más adelante.

Las **adherencias** son toxinas informes, de consistencia blanda, que congestionan los órganos y obstruyen los conductos. Se forman a partir del almidón de los cereales en general (pan, pastas, arroz), y más cuando son refinados. Otra fuente de adherencias son las grasas.

ENFERMEDADES DEBIDAS A LAS ADHERENCIAS

El abuso de los cereales refinados hace que el cuerpo enferme por la enorme cantidad de adherencias que provocan, que ensucian el terreno.

ENFERMEDADES CARDIOVASCULARES

El espesamiento de la sangre debido a las adherencias provoca una mala circulación (piernas pesadas, calambres), la formación de depósitos en los vasos (arterioesclerosis), la deformación de las paredes de los vasos (varices, hemorroides) y su obstrucción (infartos de corazón y de cerebro).

Si tanta gente en la actualidad toma fluidificantes para la sangre, es porque ésta se ha ido volviendo espesa.

DEBILIDAD HEPÁTICA

El hígado es el órgano principal encargado de neutralizar las adherencias y eliminarlas una vez diluidas en la bilis. Cuando la cantidad de adherencias es demasiado grande, **el hígado se cansa**. Una vez debilitado, deja de secretar bilis. Y ahí llegan los problemas digestivos, el estreñimiento... La debilidad del hígado tiene también la consecuencia de disminuir su capacidad para almacenar glucosa en forma de glucógeno y de volverla a reconvertir en glucosa cuando la necesite.

ENFERMEDADES RESPIRATORIAS

Cuando el hígado no consigue eliminar las adherencias, las vías respiratorias toman el relevo. Funcionan como una válvula de seguridad e intentan eliminar todo lo que pueden. Así, se sobrecargan y acaban congestionadas. Entonces aparecen catarros, sinusitis, bronquitis o asma.

ENFERMEDADES DE LA PIEL

Otro emuntorio de adherencias es la piel y, más concretamente, las **glándulas sebáceas**. Cuando están congestionadas por la presencia de desechos coloidales numerosos, aparecen los granos de pus, los eczemas, el acné, los forúnculos, los orzuelos o los quistes sebáceos.

LA CELULITIS

Las adherencias se acumulan con las grasas en los adipocitos y son el origen de la infiltración de celulitis en los tejidos.

LA OBESIDAD

Cada vez que se consume azúcar y la glucemia se eleva, el páncreas secreta insulina para recuperar el nivel normal. El azúcar excedente se transforma en glucógeno y se almacena en el hígado y en los músculos. Cuando los almacenes están llenos, los azúcares que van llegando no pueden transformarse en glucógeno porque ya no hay sitio para ellos, así que se convierten en grasa que se ubica en las células especializadas: los adipocitos.

Los adipocitos están repartidos por todos los tejidos del cuerpo; algunos están más provistos que otros. Se parecen a bolsillos cuyas paredes son extensibles, gracias a lo cual pueden aumentar de tamaño para almacenar más y más grasa.

El aumento de volumen de los adipocitos conduce a la dilatación de los tejidos, típico de las personas con sobrepeso. Al principio, el incremento de peso es pequeño, pero va aumentando con el tiempo y el consumo de azúcares. Cuando el peso del cuerpo supera el 25 % de su peso normal, se tiene un problema de **obesidad.**

La transformación del azúcar en grasa y el aumento de peso que de ella resulta, depende de la secreción de insulina. Dichas secreciones, por otra parte, son más abundantes cuando los glúcidos consumidos son azúcares malos. De este modo, el aumento de peso por culpa del azúcar se debe, fundamentalmente, a los azúcares malos.

La epidemia de obesidad que nos afecta en la actualidad llega a todas las poblaciones que consumen azúcares malos y no a las que comen alimentos naturales e ingieren azúcares buenos.

Desgraciadamente, el papel de los azúcares malos no se detiene aquí. Las secreciones de insulina que provoca su consumo no sólo favorecen el almacenamiento de grasas derivadas de azúcar, sino también el almacenamiento **de todas las grasas**, es decir, de las presentes en los alimentos de manera natural y de los azúcares malos. Es lo que pasa, por ejemplo, con la grasa del chocolate, con la de la crema pastelera...

DEBES SABER QUE...

Las grasas alimenticias absorbidas por el cuerpo en el curso de una ingesta se almacenan a un ritmo que les es propio. Dicho ritmo se intensifica con la presencia de insulina. Así, con relación a la normalidad, se almacenan muchas más grasas alimenticias cuando el cuerpo está rebosante de insulina, lo que suele ser «siempre» entre los comedores de azúcares malos.

LA DIABETES

El consumo de alimentos glucídicos genera, inevitablemente, una hiperglucemia pasajera. Cuando la glucosa que la desencadena proviene de alimentos con azúcares buenos, dicha glucosa penetra poco a poco en la sangre y la glucemia no sube en exceso. Así, la reacción del páncreas es suave y la cantidad de insulina está adaptada con exactitud a las necesidades del organismo.

Pero cuando el origen de la hiperglucemia está en los azúcares malos, el páncreas reacciona violentamente. Los azúcares malos penetran, de hecho, en gran cantidad en el torrente sanguíneo y forman un pico muy alto de glucemia. El páncreas, entonces, secreta con rapidez insulina en grandes cantidades. Dicha cantidad está por encima de las necesidades reales del organismo. Esto se explica porque la hiperglucemia elevada es interpretada por el organismo como una agresión violenta y una amenaza para el equilibrio del organismo.

DEBES SABER QUE...

Los diferentes síntomas de la diabetes son manifestaciones de los esfuerzos del organismo para desembarazarse del exceso de azúcares y para liberarse del envenenamiento por azúcar.

Esta reacción tan exagerada no tiene consecuencias si sólo ocurre esporádicamente. En caso contrario, cuando tiene lugar de manera reiterada a lo largo del día, un día tras otro, el páncreas se va cansando hasta que por último se agota. Y eso es lo que suele pasar en nuestra sociedad. Mucha gente consume azúcares malos una y otra vez. Y además consume grandes cantidades repetidamente, durante todo el día, cada día, sin descanso. El páncreas, agotado, no consigue dar abasto, y si lo consigue, es a base de insulina de mala calidad. La deficiencia suele ser parcial, raramente es total. **El azúcar presente en sangre, en exceso, durante un episodio de hiperglucemia, no puede ser eliminado.**

No llega a las células, sino que se va acumulando en la sangre. Eso es la diabetes.

LOS SÍNTOMAS DE LA DIABETES

Eliminación del azúcar a través de la orina (glucosuria)
Normalmente, la orina no contiene glucosa. Pero cuando la glucemia permanece muy elevada, el organismo se defiende eliminando toda la glucosa excedente que puede a través de la orina.

Aumento de la cantidad de orina (poliuria)
La fuerte concentración de orina –debido a la presencia de glucosa– desencadena un mecanismo osmótico que atrae el agua al sistema urinario para desconcentrar la orina. El diabético tiene, así, mucha necesidad de orinar.

Sed intensa y excesiva (polidipsia)
El líquido empleado por los tejidos para diluir la orina falta luego en las células. El resultado es una intensa sensación de sed para obligar a consumir líquidos que colmen el déficit de agua.

Apetito intenso (polifagia)
La sensación de hambre la provoca la falta permanente de glucosa en las células (recordemos que la glucosa permanece en la sangre y no les llega), a la que hay que añadir la fuerte pérdida de minerales a través de las excesivas micciones, la cual debe ser compensada.

Pérdida de peso
Para intentar paliar la falta de glucosa a nivel celular, el organismo desencadena la autólisis de las grasas y de las proteínas del cuerpo. Éstas, en efecto, pueden transformarse en glucosa. El resultado es la pérdida de peso.

Acidosis o acidocetosis

Cuando la autólisis es importante, la degradación de los cuerpos grasos en glucosa se hace mal, dado que dicha degradación debería hacerse, justamente, en presencia de glucosa. Las transformaciones de los cuerpos grasos se detienen en este estadio ácido (acetona, ácidos cetónicos). Al acumularse en la sangre, los cuerpos cetónicos la vuelven ácida (acidosis). Los minerales alcalinos pueden neutralizarlos, pero cuando los ácidos son muy numerosos, el cuerpo no puede con todos. La sangre se va volviendo más y más ácida (crisis de acetona). Éste es un estado muy peligroso porque corresponde a un estado de envenenamientos del organismo por acetona, que sumerge al individuo en un sueño profundo y muy peligroso: **el coma diabético.**

Esclerosis de los vasos

La esclerosis de los vasos sanguíneos se debe a la agresividad de las concentraciones de azúcar en sangre. Se manifiesta particularmente a nivel de las extremidades (llagas abiertas, gangrena), de los ojos y de los riñones.

Tendencia a las infecciones

Un terreno sobrecargado de toxinas (o de azúcar que no debería estar ahí) es propicio para los microbios. La falta general de resistencia frente a las agresiones microbianas se manifiesta por infecciones locales (forunculosis, orzuelos...) o generales.

Problemas nerviosos

La agresión de los nervios por parte de los ácidos provenientes del azúcar desencadena polineuritis y lesiones nerviosas.

Problemas cutáneos

Se trata de infecciones diversas, como los forúnculos, etc.

Crisis de hiperglucemia

El gran peligro que amenaza a los diabéticos es la brusca crisis de hiperglucemia. Tras un abuso de glúcidos, por ejemplo, las secreciones de insulina son insuficientes, los niveles de azúcar aumentan de manera catastrófica en sangre. El desequilibrio en la composición de la sangre puede ser de tal magnitud que el organismo deja de funcionar de manera normal. El enfermo entra en coma (coma diabético) y muere si no se le proporciona un tratamiento inmediato (inyección de insulina e hipoglucemiantes para disminuir rápidamente los niveles de azúcar).

LOS TIPOS DE DIABETES

La diabetes de los delgados

Se caracteriza por una insuficiencia de secreción de insulina por el páncreas. El azúcar no llega a las células y la autólisis de los tejidos hace perder peso al diabético. De ahí que estos enfermos estén delgados.

La diabetes de los obesos

En este tipo de diabetes, las secreciones de insulina son suficientes, pero son poco activas. El azúcar se estanca en el organismo sin llegar a utilizarse nunca. Esta forma de enfermedad se caracteriza por el importante aumento de peso, por eso sus enfermos son obesos.

EN RESUMEN

Sea cual sea la forma de diabetes, todas tienen como causa principal el excesivo consumo de azúcares malos. La prueba está en que la diabetes es una enfermedad desconocida en las poblaciones que se alimentan de forma tradicional, cercanas a la naturaleza; por tanto, no comen azúcar blanco ni harinas refinadas, únicamente alimentos con azúcares buenos.

6

La hipoglucemia reactiva

La hipoglucemia clásica tiene lugar cuando los aportes de glúcidos no son suficientes como para compensar el gasto de energía debido al esfuerzo físico o al estrés. Pero existe otro tipo de glucemia, el reactivo. Está causada por una **reacción desproporcionada del páncreas** frente a la llegada de azúcares malos. Para comprender cómo es eso posible, tendremos que hablar más detalladamente de la insulina.

Por lo general, la cantidad de insulina enviada a la sangre por el páncreas corresponde justo a la cantidad necesaria para devolver la glucemia a la normalidad. Así, las glucemias superiores a 1,4 g/l son conducidas a 1 g/l paulatinamente. De ese modo, se pasa de un estado hiperglucémico a una glucemia normal (curva 1 de la figura, página 77). En ocasiones, sin embargo, a causa del consumo de azúcares malos, la secreción de insulina sobrepasa las necesidades del organismo. La consecuencia es que su acción resulta excesiva. No sólo hace descender las tasas de azúcar hasta la normalidad, sino que va más allá (curva 2 de la página 77). Por ejemplo, la glucemia empieza bajando de 4 g/l a 1 g/l, que es lo correcto, pero con el exceso de insulina, continúa descendiendo. Llega fácilmente a 0,8 g/l, que es el límite inferior de la glucemia normal, pero, en lugar de estabilizarse ahí, sigue bajando a 0,5 g/l o menos, llegando al estado de crisis hipoglucémica pronunciada.

Una persona en estado de hiperglucemia por culpa del consumo de azúcares malos puede encontrarse, al poco rato, en estado de hipoglucemia a causa de una fuerte secreción de insulina. Después de haber tenido un exceso de azúcar en sangre ¡al organismo no le parece suficiente! Y entonces se desencadena un deseo incontrolable de comer, incitando a ingerir dulces. Este tipo de hipoglucemia se debe a una **reacción del páncreas** bastante exagerada, de ahí su nombre de **hipoglucemia reactiva.**

Lo cierto es que si, para recuperar energía, el individuo vuelve a consumir azúcares malos, su glucemia subirá de nuevo. En un primer momento, la sensación de hambre y de cansancio desaparecerá, pero no le durará mucho tiempo si consume azúcares rápidos. Sólo hará un pico de azúcar y su páncreas reaccionará desmesuradamente otra vez, retomando el ciclo infernal que acabamos de describir. Por eso, entre estas personas se van alternando, durante todo el día y a diario, las fases de hipoglucemia e hiperglucemia.

Si se observa su curva glucémica parece una montaña rusa. Sube brutalmente a picos muy elevados para descender con toda violencia a las profundidades, volviendo a subir a lo más alto y a bajar a lo más profundo, una y otra vez.

DEBES SABER QUE...

Normalmente, una curva glucémica es bastante horizontal y estable, pero en las personas que sólo consumen azúcares malos, parece que tenga dientes de sierra.

HIPOGLUCEMIA REACTIVA

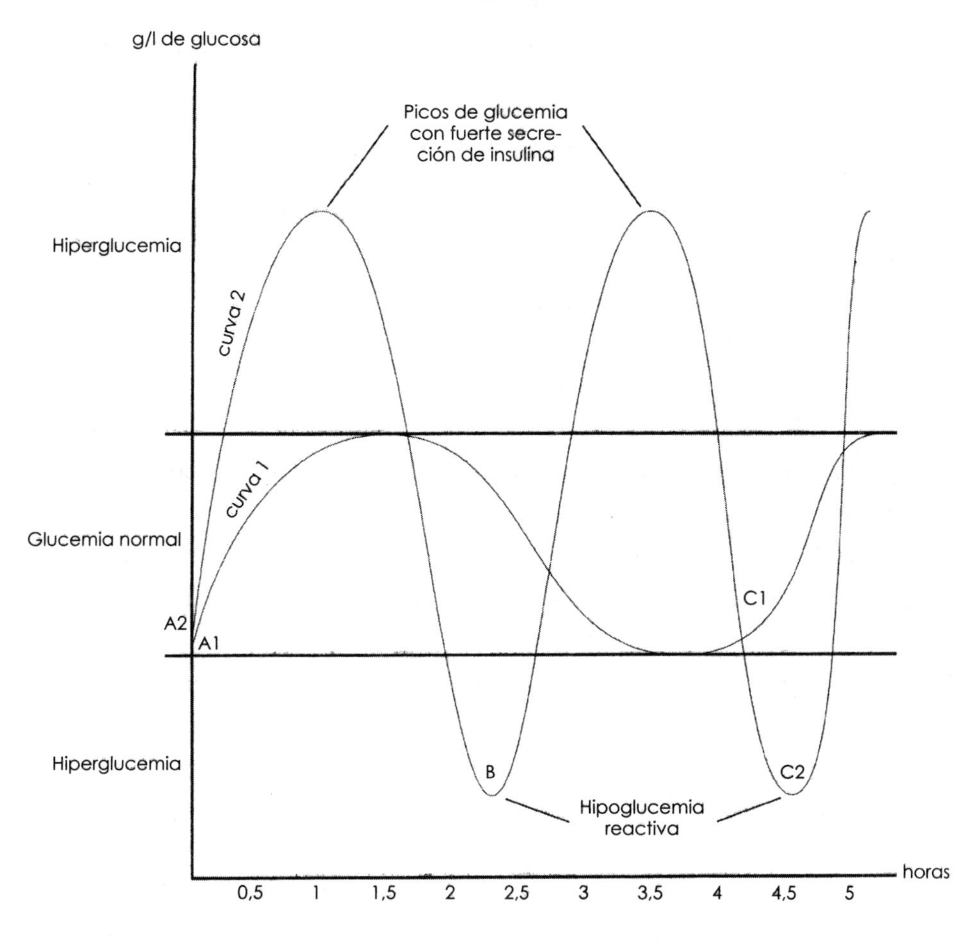

A1 Desayuno con azúcares de absorción lenta
A2 Desayuno con azúcares de absorción rápida
B Colación con azúcares de absorción rápida
C1 Almuerzo con azúcares de absorción lenta
C2 Almuerzo con azúcares de absorción rápida

El examen de las curvas muestra que alguien que tiene hipoglucemia reactiva se encuentra en crisis de hipoglucemia varias veces al día. La cosa cambia si en lugar de ingerir azúcares rápidos malos los escoge buenos y lentos, por ejemplo fruta. Así, la glucemia subirá lentamente y el páncreas no reaccionará con agresividad. Se evitará la hipoglucemia y no habrá deseos de comer cosas dulces en mucho tiempo.

PÁNCREAS HIPERACTIVO

La secreción excesiva de insulina proviene de la rapidez y la cantidad de azúcar que llega a la sangre tras el consumo de azúcares malos o de absorción rápida. A la larga, este consumo acaba por desarreglar el buen funcionamiento del páncreas. Y se estropeará antes si cada vez que se lo solicita es con carácter de urgencia: los azúcares de absorción rápida consumidos suben el índice glucémico rápidamente y muy alto, de modo que el páncreas secretará muy fuerte y muy rápido toda la insulina posible. Con el tiempo, acaba desarrollando una **sensibilidad extrema** frente a los azúcares de absorción rápida. Apenas entran éstos en el organismo, éste se pone en estado de alerta. En lugar de secretar insulina suavemente y de manera adaptada a las necesidades reales, el páncreas entra en estado de pánico y comienza a secretar insulina como un loco. Esta **hiperreactividad** es como un efecto secundario. Lo malo es que secretando más insulina de lo necesario, provoca la caída en picado de la glucemia y pone al sujeto en estado hipoglucémico reactivo pronunciado.

Ciertas personas adquieren esta hipersensibilidad e hiperreactividad del páncreas a lo largo de sus vidas porque se sobrealimentan con azúcares de absorción rápida. Y dicha debilidad pancreática puede ser transmitida genéticamente y manifestarse en los sucesores, desde la infancia misma. En ambos casos, el páncreas tenderá a reaccionar con violencia ante los azúcares de absorción rápida, aunque éstos entren en muy pequeña cantidad. Ese tipo de personas están sometidas a crisis de hipoglucemia reactiva.

Otra razón más para el desarreglo del páncreas es que los otros órganos encargados de mantener la glucemia en los niveles normales trabajan poco y mal. Así que el páncreas tiene que redoblar esfuerzos y exagera sus reacciones. Entre dichos órganos está el hígado. Sobrecargado por todo el trabajo que tiene que llevar a cabo con los azúcares de absorción rápida (además de las grasas y las proteínas), no es capaz de convertir correctamente la glucosa en glucógeno. La sangre se llena de azúcar y el páncreas interviene escandalizado con los altos niveles de glucosa.

Las glándulas suprarrenales también contribuyen a hacer que el páncreas sea hiperreactivo. El abuso del café, el té negro, el cacao y el tabaco estimulan la adrenalina, cuyo efecto es aumentar la conversión de glucógeno en glucosa, a través del hígado. Éste, a causa de tanta demanda, penetra en masa en la sangre. La glucemia sube a lo más alto y obliga al páncreas a reaccionar con igual brutalidad.

La hipoglucemia reactiva comporta alteraciones a nivel físico y mental más graves que las generadas por la hipoglucemia normal. La descripción de los síntomas de hipoglucemia reactiva parece como una exageración, prácticamente como una caricatura, pero no es ninguna broma, todo es bien real. ¡Y si no que les pregunten a los que la sufren! Las alteraciones provocadas por la hipoglucemia reactiva se manifiestan como problemas de apetito, problemas físicos y psíquicos.

DEBES SABER QUE...

No todas las personas con hipoglucemia reactiva la sufren con la misma intensidad. La hiperreactividad del páncreas no se consigue en un día. Es un proceso que se extiende en el tiempo. En sus primeras fases sólo se manifiestan síntomas leves, y esporádicamente, mientras que en un estadio avanzado, los síntomas son fuertes y seguidos.

EL DESEO EXCESIVO DE AZÚCAR

En las hipoglucemias reactivas, la falta de azúcar es importante y, en consecuencia, el deseo de ingerir dulces es intenso. Según la intensidad de la reactividad del páncreas, el hambre será fuerte, devoradora o directamente incontrolable.

La persona con crisis de hipoglucemia reactiva siente **un imperativo deseo de comer.** Tiene que comer de inmediato, no puede esperar ni un minuto. El deseo es tan incontrolable que buscará con ahínco cualquier cosa dulce para ingerirla. Cuando el desarreglo del páncreas es leve, el sujeto comerá con más o menos tranquilidad. Pero si su páncreas es muy reactivo –y la falta de glucosa es importante, por consiguiente–, el individuo se precipitará sobre la comida como si no hubiera un mañana, como si le fuese la vida en ello. Por ejemplo, no abrirá tranquilamente el paquete de galletas, sino que lo desgarrará con los dientes y comerá como un animal hambriento, sin la menor educación, como si se sintiera morir. No saboreará el alimento que haya conseguido: se meterá en la boca varias galletas a la vez, casi no podrá cerrar la boca, masticará poco y tragará como pueda. La consigna es comer tanto como sea posible en el menor espacio de tiempo.

DEBES SABER QUE...

La sensación de urgencia que sienten las personas con hipoglucemia reactiva les hace perder las buenas maneras y dejan de ser, momentáneamente, civilizados. Si se manifiesta una crisis así, justo antes de una comida, se sentarán a la mesa engullendo como animales sin esperar a los otros comensales. Su avidez les impide controlarse y esperar a los demás, les empuja a saciarse de inmediato para no desfallecer.

En las personas fuertemente afectadas, el hambre no sólo es excesiva, sino que resulta insaciable. Con todos esos picos de glucosa, no dejan de alimentarse en todo el día, en casa, en la calle, en el trabajo, en el automóvil, donde sea. Suelen hacer pequeñas pausas en lo que hacen para saciar su apetito voraz. Se precipitan sobre lo que sea que pueda comerse. Nunca parecen saciadas. Coman lo que coman, no les dura demasiado. Su capacidad para engullir deja perplejos a los que los rodean. Además, dan la impresión de estar comiendo continuamente. En realidad hay momentos del día en que no comen. Son las fases de hiperglucemia, que, aunque breves, duran un rato; en esos momentos, sus necesidades de azúcar están satisfechas y no sienten deseos de cosas dulces. Sin embargo, son períodos muy breves que duran entre 30 y 60 minutos. No llegan ni a horas. El resto del día lo pasan en un estado de hipoglucemia. Viven una vida de hambre que deben saciar.

Los problemas aquí descritos son debidos a los azúcares malos de absorción rápida. Nada de eso ocurre cuando se toman azúcares buenos de absorción lenta.

El consumo de azúcares de absorción lenta no provoca ganas de estar todo el día comiendo dulces. Al contrario, atenúa el deseo de azúcar. Tan pronto como el cuerpo recibe el carburante que necesita, se instala la sensación de saciedad. Por ejemplo, alguien que se siente cansado decide comerse un par de manzanas. A medida que las va masticando se atenúa su necesidad de glucosa. Con la segunda manzana, la necesidad de azúcar ha desaparecido por completo. Nada lo empujará a seguir comiendo, y mucho menos a abusar, como es el caso de los que consumen azúcares de absorción rápida.

Son solamente los azúcares malos los que, a causa de su fuerte solicitud del páncreas, no conducen a la saciedad y provocan deseos de seguir comiendo azúcar, una y otra vez. Esta desagradable concatenación de circunstancias se resume con la fórmula: **«Los azúcares malos llaman a azúcares malos»**. En el fondo, esto se sabe muy bien. Todo el que se come una pastilla de chocolate o un bombón no se resistirá a comerse otro, y un tercero, y un montón, aunque no tenga hambre. Para salir de la violenta espiral de los azúcares de absorción rápida sólo nos queda reemplazarlos por azúcares de absorción lenta.

El fuerte deseo de consumir azúcar que tienen las personas con hipoglucemia reactiva no debe entenderse como glotonería. El glotón come por placer, su glotonería se desencadena por pensar o ver comida. La persona que necesita azúcar no se mueve por placer, sino por la imperiosa necesidad de **liberarse del hambre voraz** que la atenaza. Come por pura necesidad. Su deseo de azúcar no sale del pensamiento, sino que es una necesidad orgánica. Puede pensar en cualquier otra cosa y, de repente, verse asediado por un deseo incontrolable de comer dulce. El goloso sigue comiendo aunque ya no tenga hambre, porque «está bueno». En cambio, el hipoglucémico reactivo deja de comer cuando su malestar desaparece. Además, sólo siente interés por los alimentos azucarados porque son los que lo liberan de su angustia. El goloso se lo come todo, no tiene manías.

El hambre irresistible del hipoglucémico no debe ser confundido con la bulimia. El hambre de la bulimia responde a razones mentales, como el miedo a la carencia, no por razones físicas. En el bulímico, el hambre se manifiesta de manera anticipada. Como en previsión o por miedo a no poder comer luego, pero nunca cuando la carencia es efectiva, que sí es el caso del hipoglucémico. Además, el bulímico no para de comer cuando se siente saciado, sino que sigue indefinidamente hasta que no puede más y vomita.

LOS PROBLEMAS FÍSICOS

La fuerte carencia de azúcar de los hipoglucémicos reactivos provoca diversas alteraciones físicas. **La fatiga y la falta de energía** aparecen con mucha más intensidad que en una hipoglucemia normal. La fatiga es mayor cuanto más reactivo sea el páncreas. El individuo se siente tan agotado que se siente desfallecer. En los casos más graves no es capaz ni de hacer frente a los obstáculos. Además, todo se vuelve un problema para él. La vida se vuelve gris, cuando no negra, hasta que consigue azúcar.

La falta de azúcar altera el funcionamiento de los órganos. El corazón es un músculo que funciona con azúcar, su carencia impide su buen funcionamiento. La presión arterial disminuye más o menos dependiendo de la persona. Unos pueden tener una pequeña **hipotensión** y mareos o, en casos graves, fuertes bajadas de tensión y desmayos. Puede titubear y desvanecerse. A veces puede tener acúfenos o jaquecas importantes. Para subir la presión, el corazón acelera bruscamente el ritmo de los latidos. Y de tales latidos resulta la angustia del sujeto.

Los pulmones son accionados por los músculos. En caso de falta de azúcar, **la amplitud respiratoria disminuye** y, en consecuencia, el aporte de oxígeno también. En casos leves, el individuo tan sólo respira corta y repetidamente o bosteza por falta de aire. En los casos más serios, el sujeto se siente sofocado y busca aire con desesperación. Se pone muy nervioso, incluso entra en pánico. Suda, tiene golpes de calor o sudores fríos. Siente picores y hormigueos desagradables en diversas partes del cuerpo. Se puede volver hipersensible a los ruidos, a los olores y a la luz.

DEBES SABER QUE...

Es estado de estrés en el que se encuentra el hipoglucémico puede llevar a que sus músculos se contraigan sin control, es decir, que tenga espasmos. En ese caso, aparecen calambres y dolores musculares muy angustiosos.

LOS PROBLEMAS PSÍQUICOS

Antes de abordar los problemas psíquicos derivados de las hipoglucemias reactivas, vamos a ver cómo la carencia de azúcar puede actuar en la mente.

Nuestra vida mental está regida por el cerebro. De su funcionamiento dependen nuestros pensamientos, nuestros sentimientos, nuestras emociones, nuestra manera de percibir la realidad y de reaccionar, nuestra capacidad de atención, de concentración, de aprendizaje y de memoria. Ni una sola reflexión, ni un razonamiento ni una emoción podrían tener lugar sin él.

Y el cerebro depende enteramente de la glucosa para funcionar.

¡El cerebro es extremadamente goloso! Aunque sólo representa el 2 % del peso del cuerpo, **utiliza más glucosa que cualquier otro órgano del cuerpo.** El organismo completo necesita alrededor de 300 g de glucosa al día. De esos, dos tercios los utiliza el cerebro. Cuando está sometido a una actividad intensa (como estudiar duramente o soportar un fuerte estrés) sus necesidades de glucosa aumentan aún más.

Contrariamente a otros órganos, el cerebro no puede convertir la grasa en glucosa, así que depende por completo de la glucosa que transporta la sangre. Tampoco es capaz de almacenarla y, además, la cantidad de glucosa que se puede almacenar en los tejidos es pequeña –sin aportes externos, no podría funcionar correctamente más de 10 minutos.

Toda hipoglucemia tiene, pues, repercusiones negativas para el funcionamiento cerebral. Cuanto más pronunciada es la hipoglucemia reactiva, más importantes son las alteraciones cerebrales.

Del funcionamiento del cerebro depende toda nuestra vida psíquica, esto es, nuestro pensamiento, sentimientos, emociones, manera de percibir la realidad, capacidad de atención, de concentración, de aprendizaje y de memorización. No hay reflexión, ni razonamiento ni emoción posible sin él.

La modificación en la vida mental de los afectados por hipoglucemia reactiva se manifiesta a dos niveles.

LAS ALTERACIONES MENTALES

Estos problemas van de la simple falta de concentración o de la dificultad para tomar decisiones, hasta la confusión mental y las falsas percepciones.

LAS ALTERACIONES EMOCIONALES

Pueden ir de la impaciencia a la irritabilidad, a los accesos de ira y a la violencia. Pueden manifestarse en forma de tristeza existencial o de ansiedad sin causa, de problemas permanentes, de miedos, de fobias, de crisis de llanto o de estados depresivos. También se pueden manifestar la inseguridad interior y la hipersensibilidad emocional.

Si cada uno de estos síntomas son desagradables de experimentar por separado, la combinación de varios de ellos puede ser insoportable, y es lo que viven los hipoglucémicos reactivos. No los sentirá todos al mismo tiempo, pero sufrirá unos u otros en momentos diferentes a lo largo del día. Con tanto malestar, pasará por diversos estados emocionales durante la misma jornada.

El **malestar psíquico** que sienten estas personas es tan penoso que acaban preguntándose qué clase de vida les ha tocado vivir y si todo eso tiene sentido. No comprenden porque no encuentran causas externas. Por mucho empeño que pongan, nada les permite modificar su estado salvo recurrir a la medicación. Tienen la impresión de estar obligados a convivir con ese malestar para siempre, sin posibilidad de mejora.

Un malestar parecido al de las personas con hipoglucemia reactiva es el que se siente con un shock insulínico. Cuando un diabético recibe una dosis demasiado alta de insulina, entra en estado de shock –ansiedad, sudores fríos, temblores, desorientación– que puede llegar a la pérdida de la consciencia. Es un estado bien conocido por ellos y muy desagradable. Pero lo que el diabético vive de vez en cuando, muy puntualmente y por accidente, lo vive cada día el que sufre una fuerte hipoglucemia reactiva, día tras día.

Cuando las alteraciones mentales y emocionales son intensas, las personas pueden adoptar comportamientos asociales. Dado que no son capaces de controlarse a sí mismas ni sus situaciones, tienden a aislarse. Pueden volverse descaradas, solitarias, agresivas, irrespetuosas y poco delicadas, trastornando la vida de sus familias y su propia vida profesional.

Y todos esos problemas se quedan con el enfermo y se enquistan en sus vidas hasta que se ponga en tratamiento, que consiste sencillamente en **dejar los azúcares de absorción rápida y pasarse a los lentos**. Recordemos que los hipoglucémicos reactivos no sufren por una agresión externa ni por una enfermedad, sino porque han trastornado su organismo a base de azúcares malos.

DEBES SABER QUE...

Si una persona que sufre hipoglucemia reactiva intensa no recibe un tratamiento adecuado, es decir, no cambia de dieta y costumbres alimenticias, no es por falta de voluntad, sino por ignorancia. Las modificaciones en el estado de ánimo que causa la falta de azúcar no son bien conocidas. Habitualmente se le atribuyen muchísimas causas equivocadas, pero nadie piensa en la hipoglucemia reactiva.

LA DEPENDENCIA

El término «dependencia» suele utilizarse con las drogas duras (heroína, cocaína), el alcohol, el tabaco, etc. Pero también existe la dependencia al azúcar. Comparar el azúcar con las drogas es un poco exagerado, más que nada porque el azúcar no es una droga. Sin embargo, el proceso de contumacia y de dependencia son perfectamente comparables. Antes de mostrar cómo se instala la dependencia al azúcar blanco, vamos a ver cuál es el proceso que nos vuelve dependientes de manera general. Tomaremos como ejemplo el alcohol.

MECANISMOS DE DEPENDENCIA

Hay personas que cuando están estresadas, contrariadas o tristes, se toman una copa para relajarse. Como funciona, recurrirán otro día a la misma solución. Si quien recurre a ese apoyo no controla, no presta atención, consumirá alcohol cada vez que tenga una contrariedad, y cuando menos se lo espere, no será capaz de dar un paso sin su dosis de alcohol en sangre. Para conseguir el estado anímico deseado, habrá que ir aumentando la dosis. El sobreconsumo diario de una sustancia se vuelve perjudicial. Los efectos nocivos del alcohol se hacen sentir física y mentalmente. Aparecen cambios de humor. En efecto, el alcohol «quema» nutrientes. Priva al cuerpo, y en particular al cerebro y al sistema nervioso, que son los centros de la vida mental y emocional, de dichos nutrientes. Así, por ejemplo, la carencia de magnesio provoca, según la magnitud de la carencia, impaciencia, irritabilidad, agresividad y violencia.

Los cambios de humor provocados por el alcohol son desagradables. Para acabar con el malestar emocional, se recurre de nuevo al alcohol para suavizar el carácter, porque sabe, por experiencia, que funciona. A partir de ese momento, el alcohol deja de ser utilizado para calmar problemas externos (estrés, contrariedades, etc.), sino para calmar los efectos del alcohol mismo. Dicho de otro modo, la misma sustancia que genera el malestar es utilizada para calmarlo. Así se entra en el círculo vicioso. Cada vez que la persona recurre al alcohol, crea un malestar que lo empuja a consumir más. El alcohol es la única cosa que lo alivia –cree el alcohólico– y por eso no deja de beber y beber.

Si no consume sufre mucho. Siente el deseo irresistible de consumir más. La necesidad es imperiosa. No puede vivir sin alcohol, tiene que beber para sentirse bien porque se ha vuelto… **dependiente.**

Definición de dependencia:
«Estado resultante del consumo repetido
de una sustancia psicotrópica activa

que se caracteriza por el deseo de continuar

tomando y aumentar las dosis».

(LE PETIT ROBERT)

La diferencia entre las drogas y el azúcar es que las primeras tienen un efecto psicotrópico desde la primera ingesta, mientras que el azúcar blanco sólo se deja notar cuando ha desestabilizado el organismo.

Pero todo lo que se ha dicho sobre el alcohol, puede aplicarse sin duda al azúcar blanco.

EL CASO DEL AZÚCAR BLANCO

Tras un conflicto en su medio profesional, una persona decide comer pasteles para consolarse y recuperar la alegría de vivir. Cuando vea los efectos positivos, volverá a comer pasteles cuando esté triste o estresado, buscando alivio. Con el tiempo, aparecerán el consumo de alimentos dulces y los nefastos efectos derivados de su consumo. El páncreas se volverá hiperreactivo, la persona entrará a menudo en hipoglucemia reactiva y sufrirá angustia y malestar. El mismo círculo vicioso descrito para el alcohol se instala en el caso del azúcar. El sujeto consumirá azúcar para liberarse de los efectos negativos del consumo de azúcar y acabará siendo dependiente.

Comparar a una persona enganchada al azúcar con un drogodependiente no es una exageración, porque existen numerosos paralelismos entre ellos.

El drogadicto está en **estado de carencia** regularmente y necesita consumir su droga para recuperar el bienestar. Lo mismo le pasa al hipoglucémico con el azúcar. Sufre de manera regular déficits de glucosa, lo que le genera un tremendo deseo de comer dulce. En ambos casos, el consumo de la sustancia alivia a corto plazo. Dura poco y hay que repetir la ingesta, de modo que el ritmo de carencia y demanda se adueñan de su vida.

Si se ven privados durante largo tiempo de su droga, se sienten cada vez peor. Cuanto más se droga el drogadicto, más droga necesitará; cuanto más azúcar toma el hipoglucémico, más azúcar necesitará.

EN RESUMEN

La gran diferencia entre el drogadicto y el hipoglucémico es que, para el primero es realmente muy difícil desengancharse de su droga, mientras que para el segundo es más o menos fácil y puede sustituirla.

7

Pistas para descubrir si existe hipoglucemia reactiva

¿Cómo saber si una persona está sujeta a hipoglucemia reactiva?

EL TEST DE LA ALIMENTACIÓN

La hipoglucemia reactiva sólo afecta a la gente que consume regularmente mucha cantidad de azúcares malos. ¿Es tu caso? Para determinarlo hay que examinar la alimentación. El cuestionario que presentamos intentará arrojar luz sobre lo que comes, si son azúcares buenos o malos. Responde sí o no a las preguntas poniendo una cruz en la casilla correspondiente.

TEST

	SÍ	NO
1. Pongo mermelada o cremas dulces para untar en mis tostadas	☐	☐
2. Pongo azúcar blanco en mi café, té o infusiones	☐	☐
3. Me gusta comer bollitos y pasteles para desayunar	☐	☐
4. Tomo pan blanco en el desayuno	☐	☐
5. Mis copos de cereales llevan azúcar	☐	☐
6. Añado azúcar blanco a mis cereales	☐	☐
7. Cuando me siento desfallecer como chocolate o galletas	☐	☐
8. Como pasta y cereales (arroz, sémola, etc.) refinados	☐	☐
9. Acabo mis ingestas con postres dulces (flanes, natillas...)	☐	☐
10. En el aperitivo o la merienda prefiero cosas dulces	☐	☐
11. Me gustan los refrescos industriales azucarados	☐	☐
12. Cuando tomo un zumo de frutas natural, le añado azúcar	☐	☐
13. Prefiero los yogures con fruta y azúcar	☐	☐
14. Si como galletas, son de harina refinada	☐	☐
15. Me gustan las galletas de chocolate o con azúcar por encima	☐	☐
16. Siempre llevo conmigo chocolate o galletas por si acaso	☐	☐
17. Le pongo azúcar a todos mis postres, como la fruta	☐	☐
18. Como regularmente pasta refinada y pizza	☐	☐
19. Como pan blanco con las comidas	☐	☐
20. Prefiero el chocolate o los helados antes que la fruta	☐	☐

Total de las respuestas:

SÍ:

NO:

INTERPRETACIÓN DE LOS RESULTADOS

15 – 20 «síes»: eres el campeón del azúcar. Es urgente que cambies tu manera de alimentarte.

10 – 15 «síes»: eres un gran consumidor de azúcares malos. Es indispensable que cambies tus hábitos.

5 – 10 «síes»: eres un consumidor medio de azúcares rápidos, y reducir ese consumo te sentará muy bien.

1 – 5 «síes»: comes pocos azúcares malos. Te será muy fácil dejarlos por completo porque estás a un pequeño paso.

0 «síes»: ¡los azúcares de absorción rápida no son tu problema!

Pero este test no es suficiente por sí mismo. Hay que completarlo con un test que revele la presencia o no de síntomas de hipoglucemia reactiva.

EL TEST DE LOS SÍNTOMAS

La manera «científica» de saber si alguien tiene problemas de hipoglucemia reactiva es a través del test llamado «hiperglucemia provocada». Este largo test (de cinco o seis horas), requiere tomas regulares de sangre para ir midiendo la glucemia. Es tan duro como caro. Por eso se practica poco. Existe el mismo test pero en forma de cuestionario. Fue establecido por el Dr. John F. Bumpus, un cirujano de Denver, EE. UU. Luego lo amplió el Dr. Alan H. Nittler (A. Nittler: *A New Breed of Doctor*, pp. 79-80 y 131-134, Pyramid House, 1972).

EN PRÁCTICA

El test consta de 46 preguntas. En cada una de ellas hay que indicar el grado de gravedad del síntoma en tu propio caso particular poniendo:

La cifra 1, para los síntomas suaves o raros

La cifra 2, para los síntomas moderados y ocasionales

La cifra 3, para los síntomas severos y habituales

Cuando el cuestionario está completo, se suman las cifras de las respuestas.

CUESTIONARIO

1. Tengo un deseo anormal de ingerir azúcar
2. Me duele la cabeza por las tardes
3. Bebo alcohol
4. Tengo alergias, tiendo al asma, a la fiebre del heno y a las erupciones cutáneas
5. Me despierto tras pocas horas de sueño
6. A veces percibo que respiro mal
7. Tengo pesadillas
8. Me sangran las encías
9. Se me nubla la vista
10. Me salen manchas oscuras en la piel
11. Me salen hematomas continuamente, aunque me golpee sólo un poco
12. Siento calambres en el estómago
13. Me cuesta mucho tomar una decisión
14. Yo no puedo empezar el día hasta que me tomo un café
15. No puedo trabajar bajo presión
16. Siempre estoy cansado
17. Siempre estoy exhausto
18. Tengo convulsiones
19. Por la tarde me hincho a bombones o a café
20. Lloro fácilmente sin razón aparente
21. Estoy deprimido(a)
22. A veces me siento aturdido
23. Bebo ______ tazas de café al día
24. Tengo que comer a menudo o me entran mareos
25. Cuando me pongo nervioso, como
26. Si la comida se retrasa, me dan calambres o me mareo

27. En cuanto como, mi cansancio desaparece
28. Soy temeroso
29. Cuando tengo hambre me entran temblores
30. Tengo alucinaciones
31. Me tiemblan las manos
32. Mi corazón late rápido si me salto una ingesta o si llego tarde
33. Soy una persona muy emotiva
34. Tengo hambre entre horas
35. Tengo insomnio
36. Tiemblo por dentro
37. Me pongo irritable antes de las comidas
38. Me falta la energía
39. Me ahogo en un vaso de agua
40. A veces me pongo muy triste y todo lo veo negro
41. Tengo mala memoria
42. Me cuesta mucho tomar la iniciativa
43. Me entra sueño antes de comer
44. Me adormezco durante el día
45. Me siento débil y sin fuerzas
46. Soy inquieto, ansioso, veo problemas en todas partes

Total:

INTERPRETACIÓN DE LOS RESULTADOS

Si obtienes un total superior a 25, estás sujeto a hipoglucemias reactivas, sobre todo si has respondido afirmativamente con la cifra 3 (síntomas severos y corrientes) a tres de estas ocho preguntas:

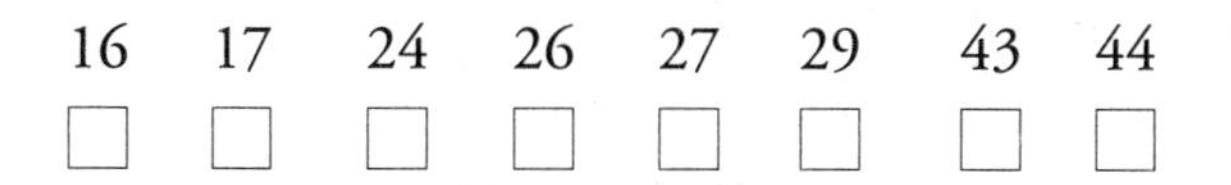

Si el resultado del test indica que estás sujeto a hipoglucemias reactivas, debes suprimir los azúcares de absorción rápida de inmediato.

8

El índice glucémico

Para determinar cuáles son los azúcares malos, los científicos emplean otro criterio distinto a **alimento glucídico no desnaturalizado**, utilizado en naturopatía. En la década de 1980, David Jenkin, un investigador canadiense, propuso el criterio de **índice glucémico.**

DETERMINAR EL ÍNDICE GLUCÉMICO

El índice glucémico (IG) permite cuantificar de manera precisa la capacidad de cada alimento para elevar la glucemia, así que determina su poder **hiperglucémico**. Cuanto más elevado sea este índice, más importante será la cantidad de azúcar en sangre que aporta un alimento al ser ingerido y viceversa. El índice glucémico de los alimentos se establece en función de un alimento de referencia, normalmente glucosa pura, que provoca el aumento de glucemia más elevado posible. La glucosa pura recibe el IG más elevado de la escala que va del 1 al 100. Por tanto, la glucosa pura tiene un IG de 100.

DEBES SABER QUE...

Midiendo la subida de la glucemia inducida por cada alimento y comparándola con la glucosa, como elemento de referencia, cada alimento recibe un IG propio. Cuanto más se acerque un IG a 100, más poder hiperglucémico tendrá y más secreción de insulina se necesitará. Por el contrario, cuanto menos poder hiperglucémico tenga un alimento, menos insulina deberá secretar el páncreas.

El IG de cada alimento se calcula de la siguiente manera. Unos voluntarios consumen una porción de un alimento que contenga el equivalente a 50 g de glucosa. Cada alimento posee un contenido en glucosa distinto y la cantidad de alimento varía. Por ejemplo, se necesitan 600 g de zanahorias para conseguir 50 g de glucosa, mientras que 100 g de pan integral consiguen la misma cantidad.

El efecto sobre la glucemia se mide cada 30 minutos durante tres horas. Los resultados se comparan con el de la glucosa, y el índice glucémico de cada alimento se establece en consecuencia.

JERARQUIZAR LOS ALIMENTOS

Dado que los IG se expresan de manera cifrada, es posible establecer **una jerarquía de alimentos en función de su IG**, empezando, por ejemplo, por los que tienen el IG más bajo. Para facilitar la utilización práctica de los resultados, esta lista se divide en tres grupos de IG (débil, medio o alto) de cada alimento presentado en forma de tabla.

En el primer grupo encontramos los alimentos con el IG más bajo, esto es, inferior a 35; en el segundo grupo están los alimentos con IG medio, es decir, de 35 a 50; en el tercer grupo están los alimentos con un IG elevado, que es superior a 50.

La siguiente tabla muestra el IG de los alimentos más corrientes. No aparecen las carnes ni los pescados porque su contenido en glucosa, y, por tanto, su capacidad hiperglucémica, es inapreciable.

ALIMENTOS Y PRODUCTOS CON UN IG DÉBIL

Orejones	35
Naranja, melocotón, nectarina, manzana, ciruela (fruta fresca)	35
Rábanos (crudo)	35
Higos (frescos)	35
Judías blancas o pintas	35
Zumo de tomate	35
Semillas de lino, sésamo, amapola, pipas	35
Pan esenio (cereales germinados)	35
Guisantes (frescos)	35
Garbanzos (en conserva)	35
Manzana (en compota)	35
Quinoa	35
Yogur (natural)	35
Arroz salvaje	30
Brotes de soja (judías *mungo*)	25
Lentejas verdes	25
Moras	25
Puré de almendras (sin azúcar)	25
Alcachofa, berenjenas, palmitos (frescos)	20
Caco en polvo (sin azúcar)	20
Chocolate negro (>85%)	20
Limón	20
Pisto	20
Yogur de soja (natural)	20
Agave (sirope)	15
Almendras, avellanas, nueces, soja...	15
Espárragos, acelgas, apio, puerro	15
Col, coliflor, brócoli, coles de Bruselas...	15

Yogur de soja (aromatizado)	30
Albaricoque, pomelo, pera (frescos)	30
Remolacha, zanahoria, judías tiernas	30
Queso fresco	30
Leches de vaca, soja, almendra, avena	30
Lentejas y garbanzos	30
Tomate	30
Bayas de Goji	25
Cereza, frambuesa, fresa, grosella	25
Chocolate negro (>70%)	25
Harina de soja	25
Frijoles	25
Pipas de calabaza	25

Pimientos, champiñones, calabacín, pepino	15
Cacahuetes, anacardos, piñones, pistachos	15
Cebollas, escalonias, jengibre, aceitunas	15
Brotes de cereales y germen de trigo	15
Endibia, achicoria, espinacas, lechuga	15
Judías peronas, tirabeques	15
Tofu (soja)	15
Aguacate	10
Especias (pimienta, perejil, albahaca, orégano, canela, cominos, vainilla, etc.)	5

ALIMENTOS Y PRODUCTOS CON UN IG MEDIO

Cuscús/sémola integral	50
Zumo de manzana (sin azúcar)	50
Kiwi	50
Muesli (sin azúcar)	50
Boniato	50
Pasta integral	50
Arroz basmati	50
Arroz integral negro	50
Surimi	50
Pan tipo Wasa®	50
Piña fresca	45
Plátano verde	45
Bulgur integral	45
Cereales integrales (sin azúcar)	45
Mermelada sin azúcar	45
Espelta (harina o pan integrales)	45
Zumo de pomelo (sin azúcar)	45
Zumo de naranja (sin azúcar)	45

Coco	45
Guisantes en conserva	45
Uva	45
Arroz basmati integral	45
Salsa de tomate industrial	45
Centeno (harina o pan)	45
Sidra	40
Habas	40
Higos secos	40
Copos de avena (sin cocer)	40
Judías pintas (en conserva)	40
Zumo de zanahoria (sin azúcar)	40
Pan 100% integral	40
Ciruelas pasas	40
Puré de sésamo	40
Alforfón, trigo integral (harina o pan)	40
Espaguetis al dente (cocción 5 minutos)	40

ALIMENTOS Y PRODUCTOS CON UN IG ALTO

Alimento	IG
Glucosa	100
Sirope de glucosa	100
Harina de arroz	95
Fécula de patata	95
Maltodextrina	95
Patatas al horno	90
Copos de patata para puré (instantáneo)	85
Arroz glutinoso	85
Zanahorias cocidas	85
Corn Flakes o copos de maíz	85
Harina de trigo (refinada)	85
Leche de arroz	85
Maicena	85
Croissant	70
Dátiles	70
Arroz blanco redondo	70
Azúcar blanco (sacarosa)	70
Azúcar moreno	70
Mermelada	65

Alimento	IG
Pan muy blanco (de molde)	85
Arroz de cocción rápida	85
Arroz inflado, galletas de arroz	85
Puré de patatas	85
Calabaza	75
Barra de pan blanco	70
Barritas de chocolate sin proteínas	70
Biscotes	70
Galletas	70
Brioche	70
Cereales refinados con azúcar	70
Patatas chips	70
Refrescos, gaseosas y sodas	70
Sorbete	65
Melocotón en almíbar	60
Plátano maduro	60
Castañas	60
Harina integral	60
Melón	60

Cuscús o sémola (refinada)	65
Harina de castañas	65
Harina semiintegral	65
Habas (cocidas)	65
Maíz (en grano)	65
Muesli (refinado)	65
Pan de chocolate	65
Pan de centeno (completo o integral)	65
Patata cocida al vapor	65
Pasas	65

Miel	60
Chocolate en polvo, con azúcar	60
Arroz largo perfumado	60
Bulgur	55
Zumo de uva	55
Kétchup	55
Mostaza	55
Nocilla® o Nutella®	55
Espaguetis refinados bien cocidos	55

Fuente: Michel Montignac: *Index Glycémique*. Alpen Editions, 2016.

Examinando esta tabla, podemos constatar que el reparto de alimentos se puede hacer en estos tres grandes grupos:

PRIMER GRUPO: ALIMENTOS DE IG DÉBIL

- La mayor parte de frutas y verduras
- Los oleaginosos
- Las legumbres
- Los productos lácteos
- Los cereales germinados

SEGUNDO GRUPO: ALIMENTOS DE IG MEDIO

- Los cereales integrales
- Derivados de los cereales: pan, pastas, biscotes...

- Zumos de frutas
- Toda la fruta fresca y seca que no aparece en el primer grupo

TERCER GRUPO: ALIMENTOS DE IG ALTO

- El azúcar blanco y todos los dulces
- Las harinas refinadas y sus productos: pan, pastas, etc.
- Las patatas
- Las castañas
- Algunos cereales integrales
- Algunas frutas y zumos
- La miel
- Los dátiles

¿POR QUÉ HAY DIFERENCIAS TAN IMPORTANTES DE IG ENTRE ALIMENTOS TAN PARECIDOS?

Hay que tener en cuenta diferentes factores:

LA PRESENCIA DE FIBRA VEGETAL

Una vez masticada, la fruta llega a los intestinos en forma de bola. Los azúcares están rodeados de fibra vegetal que proviene de la pulpa y la piel de la fruta. La presencia de fibra disminuye el contacto del azúcar con las paredes intestinales. De ese modo, se ralentiza la llegada de la glucosa a la sangre y la glucemia no se eleva mucho. **El IG de la fruta es, por tanto, bajo.**

Pero no pasa lo mismo con el zumo de la fruta. Los zumos no llevan ni pulpa ni piel y, por tanto, no contienen fibra, que se queda en el exprimidor. Así que el azúcar anda libre por el zumo, entra en contacto con las paredes intestinales y llega a la sangre con gran rapidez. Es mucha la cantidad de glucosa que llega a la sangre desde un zumo, por eso el IG de los zumos es más elevado que el de sus frutas enteras.

Por ejemplo, la manzana tiene un IG de 30, pero su zumo lo tiene de 50; la uva tiene un IG de 45 y su zumo lo tiene de 55.

DEBES SABER QUE...

Lo que acabamos de decir sobre la incidencia de la fibra en el IG de la fruta vale también para los cereales. En estado natural, la semilla está rodeada por un envoltorio o cáscara (pericarpio), rico en fibra. **Pero se pierde cuando se refina.** El grano se separa de su cáscara para obtener el grano blanco, y después harina blanca. Se habla de cereales integrales cuando aún poseen dicha cáscara, y de cereales refinados, cuando se les elimina.

La glucosa de estos dos tipos de alimentos tan distintos penetra de manera diferente en la sangre. Sabemos que con la fibra, la glucosa penetra más lentamente en la sangre. La glucemia no sube muy rápido o, en todo caso, menos que con los cereales refinados (harinas y azúcar blancos). Con los alimentos refinados, la glucosa pasa rápidamente a la sangre y la glucemia sube con rapidez. Así, el IG del pan integral es de 65 y el del pan blanco es de 85; la harina de trigo integral tiene un IG de 45 y la harina blanca lo tiene de 85.

LA NATURALEZA DEL ALMIDÓN

Existen dos formas de almidón:

- **La amilosa**: está compuesta de cadenas de glucosa cuyas moléculas se organizan de manera compleja. Su estructura es difícil de descomponer por las enzimas digestivas. La glucosa de la amilosa sólo está disponible lentamente. Su IG es bajo.
- **La amilopectina**: está compuesta por largas cadenas de glucosa cuyas moléculas están organizadas de manera simple. Las enzimas di-

gestivas las descomponen fácilmente. El azúcar procedente de la amilopectina pasa, por tanto, rápidamente a la sangre y la glucemia se eleva. Su IG es elevado.

La amilosa y la amilopectina entran en la composición del almidón de todos los alimentos, pero se encuentran en proporciones variables. Algunos almidones están constituidos por una gran cantidad de amilosa y una pequeña proporción de amilopectina, o a la inversa. Según la proporción de estos dos componentes en un mismo alimento, el IG será alto o bajo.

El almidón de las legumbres está compuesto por entre el 30 y el 60 % de amilosa. Como además son ricas en fibra, su IG acaba siendo muy bajo (30 para las lentejas y los garbanzos). En cambio, el almidón de las patatas es rico en amilopectina. Este compuesto representa el 80 % del almidón. El IG de las patatas es muy elevado: 95 para las patatas cocidas o fritas y 80 para el puré.

El contenido en amilosa y amilopectina de los cereales está entre el de los cereales y las patatas. Tenemos un 40 para el trigo negro integral; 45 para el centeno, el arroz basmati y la espelta; 50 para el arroz integral y 60 para la harina de trigo integral.

LA COCCIÓN

La cocción modifica el índice glucémico de diferentes maneras.

Por una parte, remoja las fibras de la fruta y la verdura, ablandándolas, lo cual aumenta la biodisponibilidad de los azúcares contenidos en la pulpa. Así, el IG de las zanahorias crudas es de 30, mientras que el de las zanahorias cocidas es de 85. Por otra parte, el calor de las cocciones «predigiere» el almidón, o lo que es lo mismo, rompe las largas cadenas de glucosa y las separa en cadenitas más pequeñas que hacen la glucosa más disponible.

El IG de un cereal cocido es, por tanto, más elevado que el de un cereal crudo Así, los espaguetis *al dente* tienen un IG de 40, pero si se cuecen más de 5 minutos asciende a 55. Los copos de avena sin cocer tienen un IG de 40, pero cocidos llegan a 60.

DEBES SABER QUE...

La influencia de la cocción sobre el índice glucémico sólo se apunta, aquí, **a título informativo** y no para incitar a dietas crudívoras o para animar a la menor cocción de los alimentos.

EL INFLADO DE LOS CEREALES

Los cereales tienen una consistencia firme, incluso dura. Para que sean más ligeros y fáciles de masticar podemos inflarlos, como se hace con el arroz de los Crispies, las tortitas de arroz o algunos biscotes.

Para inflarlos se cuecen a gran presión para luego enfriarlos de repente. Así, las paredes de las semillas ceden y aumentan su volumen. La «explosión» que tiene lugar en cada grano, lo desconcentra, airea su estructura interna. De repente serán muy fáciles de digerir por las enzimas digestivas. Su glucosa se liberará rápidamente y llegará a la sangre mucho más rápido que si el grano fuese entero. En consecuencia, el IG del arroz blanco es de 70, pero si se infla llega a 85. El maíz normal tiene uno de 65, pero inflado llega a 85.

LOS «AZÚCARES MALOS» SEGÚN LA APROXIMACIÓN DEL IG

Según esta aproximación, los «azúcares malos» son aquellos cuyos azúcares elevan la glucemia, favoreciendo el agotamiento del páncreas, las hipoglucemias reactivas y el aumento de peso. Se trata, pues, de alimentos con un IG alto, es decir, los del **tercer grupo** de la tabla anterior.

Encontramos todos los alimentos que aportan azúcares malos en la aproximación naturópata. En efecto, el azúcar blanco y las harinas refinadas, así como todos los productos manufacturados a partir de los que figuran en el tercer grupo. Las aproximaciones naturópata y del IG coinciden plenamente en este punto.

Sin embargo, difieren en otra cosa. En el tercer grupo se encuentran alimentos que, según la naturopatía, son azúcares buenos: algunos cereales integrales, alguna fruta, las patatas, las castañas, la miel... En cambio, desde el punto de vista del IG, son azúcares malos. ¿Hay alimentos «malos» cuando son completamente naturales?

Una primera constatación se impone: esos alimentos se encuentran en la parte baja de la lista. Su IG es de 65 o más. Por tanto, se trata de alimentos cuyo IG es el más bajo de la lista. Así, si la atribución de los IG se basa en un sistema de medición objetivo (su capacidad para aumentar la glucemia), no pasa lo mismo con la división de los IG en tres grupos: débil, medio y elevado.

La verdad es que esta división no reside en datos realmente objetivos, sino en **apreciaciones subjetivas** del que ha llevado a cabo las mediciones y ha repartido los alimentos en tres grupos.

La subjetividad en la división de alimentos es flagrante si vemos las obras de diferentes investigadores. La clasificación que nosotros hemos presentado en este libro es la más severa de todas (el sistema Montignac). Empieza la lista con alimentos de IG elevado, 55. Pero hay aproximaciones más amplias que sitúan la base de los IG elevados en 60 o 70.

DISTRIBUCIÓN DE ALIMENTOS

	IG BAJO	IG MEDIO	IG ALTO
Montignac	35	35 a 55	55
Berthon	40	40 a 60	60
Houlbert	55	55 a 70	70

Si hacemos empezar el grupo de alimentos con un IG elevado a medio camino entre las dos estimaciones más altas (60 a 70), o sea, en 65

¿qué tenemos? Que los alimentos con un IG elevado estarán casi exclusivamente constituidos por lo que la naturopatía considera azúcares malos (azúcares blancos, harinas refinadas...). Todo el mundo está de acuerdo en que se trata de azúcares malos.

Si fijamos en 65 el punto de partida de los alimentos con un IG elevado, como se sugiere, todos los alimentos de la base de la lista pasarán al grupo de alimentos con un IG medio, así que salen del grupo de azúcares malos. Se trata de las patatas, los dátiles, las pasas, las zanahorias cocidas, la calabaza, el pan de centeno y también el azúcar integral.

Eso tiene que ver más con la realidad. En efecto, dichos alimentos crean hiperglucemias seguidas de una secreción de insulina, pero no llegan a crear hipoglucemias reactivas que empujen a comer más azúcar.

En la práctica, nadie desarrolla un incontrolable deseo de comer dulce tras haber comido patatas al horno (IG 95), o zanahorias cocidas (IG 85) o una crema de calabaza (IG 80), o unos cuantos dátiles (IG 70). El deseo de dulces no aparece cuando comemos estos alimentos. Por tanto, no podemos clasificarlos como «azúcares malos». Una persona con hipoglucemias reactivas e incontrolables deseos de azúcar no tiene por qué suprimir estos alimentos naturales con un IG alto. No juegan el papel nefasto que se les atribuye en el sistema de IG.

El sistema de los IG no es, no obstante, algo inútil. Es importante conocerlo y respetarlo, particularmente la gente con sobrepeso que quiere perderlo o los que no quieren engordar. Efectivamente, **los alimentos con un IG elevado desencadenan fuertes secreciones de insulina.** Cuando las reservas de glucógeno están llenas, la glucosa de la sangre no puede ya ser transformada en glucógeno por la insulina. Entonces la convierte en grasa, que se almacenará en los tejidos. Con cada nuevo aporte de glúcidos, se aumentará la cantidad de grasa almacenada. Con el tiempo, este proceso lleva al sobrepeso y luego a la obesidad.

Para evitar dicho almacenamiento de glucosa en forma de grasa hay que evitar, a toda costa, el consumo de alimentos que desencadenen fuertes secreciones de insulina. Y esos alimentos son los que tienen un IG elevado.

Por eso son útiles las tablas con los IG para las personas con problemas de peso. Evitarán engordar escogiendo alimentos con un IG moderado o bajo de manera escrupulosa. En lo que concierne a los alimentos con un IG alto, deben eliminarse por completo hasta tener el peso deseado, y prohibirse completamente los malos alimentos (azúcar blanco, harinas refinadas, pastelería, bollería, etc.), consumiendo sólo aquellos alimentos sanos, los «azúcares buenos» como las patatas y los dátiles.

Las recomendaciones ofrecidas aquí para el control del peso no son necesariamente las que se derivan del sistema de IG. Hay otras medidas (como la estimulación del hígado, el ejercicio físico) que también deben aplicarse para obtener buenos resultados.

CONSECUENCIAS PRÁCTICAS PARA LOS HIPOGLUCÉMICOS REACTIVOS

DEBES SABER QUE...

Las personas que quieran evitar las hipoglucemias reactivas y la dependencia del azúcar que de ellas se deriva, no están obligadas a consultar las tablas de IG para saber si pueden o no pueden tomar algún alimento. Bastará con que eviten los azúcares malos tal y como se los define en naturopatía (azúcar blanco, bollería, harinas blancas y cereales refinados). Es fácil saber qué azúcares son malos porque son todos los elaborados por el ser humano.

Esta manera de abordar las cosas es más sencilla que ir consultando constantemente la table de IG.

SEGUNDA PARTE

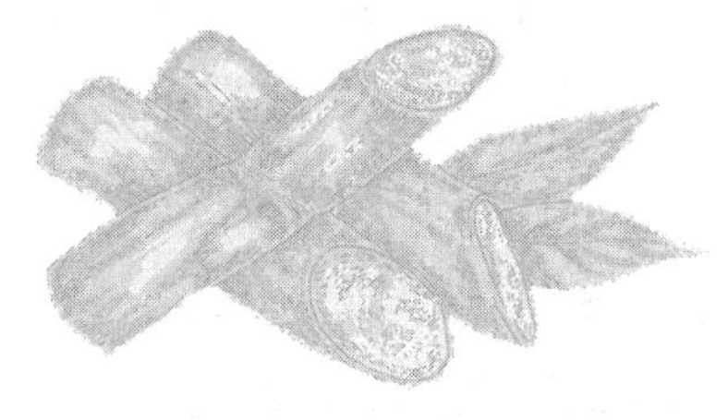

Reemplazar los azúcares malos por azúcares buenos

Una vez somos conscientes de los nefastos resultados del consumo de azúcares de absorción rápida, **numerosas personas sienten el deseo de revisar su alimentación.** Pero ¿cómo proceder adecuadamente? ¿Cuáles son los factores que hay que tener en consideración? ¿Qué alimentos y azúcares hay que suprimir? ¿Por qué otros hay que reemplazarlos? ¿Hasta qué punto hay que ser estrictos?

El objetivo de esta segunda parte es responder a todas estas cuestiones. Cada capítulo presenta un aspecto importante de dicha revisión alimenticia y expone los medios prácticos para llevarla a cabo. Las tablas permiten recuperar la información resumida y obtener consejos de fácil implementación para encontrar una forma sana de alimentarse.

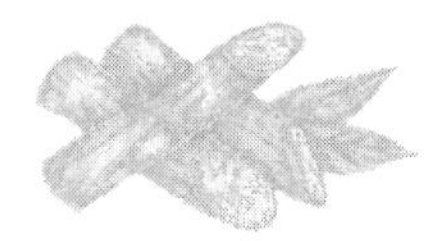

1

Suprimir los azúcares malos

OBJETIVOS:

- Aprender a conocer los diferentes tipos de azúcares de absorción rápida.
- Ser consciente de lo que se come.

Dado que los azúcares malos son verdaderamente nefastos para la salud, hay que suprimirlos y reemplazarlos por azúcares buenos y de absorción lenta.

La presentación de los azúcares malos ya se realizó en el capítulo 2 de este libro, así que en adelante proporcionaremos listas, empezando por el azúcar blanco refinado y los alimentos que son ricos en él. Procederemos de igual modo con los cereales refinados.

En cuanto a los alimentos con azúcares de absorción lenta, que deben tomar el relevo, serán objeto del próximo capítulo.

LISTA DE AZÚCARES REFINADOS

Esta lista contiene todos los azúcares refinados, además de los blancos, los que pueden tener un ligero color marrón por haber añadido sustancias colorantes para que parezcan más naturales, o porque no se ha completado totalmente el refinado. También están los azúcares blancos y refinados cuya estructura química ha sido alterada para darle otra consistencia. Todos esos azúcares tienen en común el hecho de que no contienen vitaminas ni minerales, o de que en caso de contenerlos es una cantidad despreciable e inútil para mantener la buena salud. Es, por tanto, recomendable suprimirlos de la alimentación.

- Azúcar moreno
- Azúcar turbinado
- Azúcar rubio
- Azúcar blanco
- Azúcar glas o de lustre
- Azúcar invertido
- Azúcar «vergeoise»
- Azúcar en cristales grandes
- Azúcar líquido
- Sirope de glucosa
- Sirope de maíz
- Azúcar candy
- Fructosa
- Dextrosa
- Xilitol

LISTA DE ALIMENTOS RICOS EN AZÚCAR REFINADO

El azúcar refinado se encuentra en proporciones importantes en muchísimos alimentos. El contenido en azúcar puede ser parcial (yogur azucarado entre el 11 y el 17 %, mermelada 50 %) o prácticamente total (caramelo 99 %).

LOS DULCES

- Caramelos
- Chicle con azúcar
- Cremas de frutas o confituras
- Fruta confitada
- Marron glacé
- Chocolate
- Mazapán
- Barritas de chocolate (tipo Mars)
- Barritas de cereales con azúcar
- Barritas de frutos secos con azúcar

ALIMENTOS PARA EL DESAYUNO

- Mermelada
- Nocilla y Nutella y similares
- Jalea de frutas
- Melaza
- Cereales con azúcar
- Cereales con chocolate

ALIMENTOS PARA PICAR

- Galletas con azúcar
- Galletas de chocolate
- Bizcocho
- Bollería
- Donuts
- Pastelería

- Dátiles con sirope
- Yogur azucarado

POSTRES

- Helados
- Flan
- Flan con caramelo
- Natillas
- Tarta de frutas con azúcar
- Tartaletas
- Compotas con azúcar
- Yogur azucarado
- Fruta en almíbar

BEBIDAS

- Sirope
- Refrescos industriales
- Bebidas estimulantes a base de cafeína
- Zumos de fruta industriales
- Bebidas de chocolate
- Bebidas malteadas
- Sodas
- Té, café, infusiones con azúcar
- Licores
- Cócteles con azúcar

El contenido en azúcar de las bebidas carbonatadas es de 30 a 50 g/l. Su consumo anual por persona es de 40 l en Francia y 120 l en Quebec, por ejemplo.

DEBES SABER QUE...

La nocividad del azúcar blanco está cada vez más reconocida, de manera que muchos caramelos, postres, refrescos, etc., ya no se elaboran con azúcar, sino con edulcorantes sintéticos. Todos los alimentos para diabéticos también contienen edulcorantes.

LOS ALIMENTOS CON AZÚCAR OCULTO

El sabor dulce de numerosos alimentos permite saber si se le ha añadido azúcar. Pero algunos alimentos, por el contrario, contienen mucho azúcar sin ser dulces en absoluto: no podemos apreciar nada dulce en su sabor porque sus azúcares están ocultos, camuflados por sabores más intensos.

Se trata, por ejemplo, de alimentos a los que se añade un poco de azúcar, siempre refinado, para resaltar el sabor general o para conseguir un sabor particular. Es el caso, por ejemplo, de las sopas, las salsas para acompañar carne, que son saladas, pero en realidad llevan azúcar para conseguir un sabor más interesante. Ningún sabor dulce indica la presencia secreta de azúcares en las salsas y las sopas, y no hay forma de saber que están ahí sin un análisis químico. Por eso, esos azúcares se llaman **ocultos**. Comiendo ese tipo de alimentos, nadie creería que está tomando azúcares refinados, pero es lo que se hace.

El azúcar oculto está también presente en alimentos que, al ser dulces por naturaleza, no imaginamos que contengan más azúcar (zumos de fruta, mezcla de cereales para el desayuno con fruta seca...). Esos azúcares añadidos los hacen más deliciosos y atractivos, aunque en realidad no notamos el azúcar que hay de más. Los azúcares añadidos, en este caso, quedan camuflados por el dulzor del alimento en sí mismo. Los azúcares añadidos convierten en nocivos alimentos que antes eran perfectamente sanos.

DEBES SABER QUE...

El azúcar oculto se encuentra en cantidades más o menos importantes en los alimentos. Añadiéndolos, acaban representando una cantidad apreciable de azúcar extra que ingerimos sin saberlo.

ALIMENTOS CON AZÚCAR OCULTO

- Salchichón
- Charcutería
- Salchicha *merguez*
- Hamburguesa
- Platos precocinados
- *Gnocchi*
- Masa para pizza
- Sopas
- Kétchup
- Salsas para ensaladas
- Salsas para carne
- Salsa barbacoa
- Salsa de tomate
- Mayonesa
- Mostaza
- Galletas saladas
- Cereales para el desayuno
- Bollería
- Cremas para untar
- Yogur
- Refrescos

DEBES SABER QUE...

Para saber si un alimento contiene azúcar oculto, hay que leer la etiqueta que indica su composición.

LISTA DE CEREALES REFINADOS

Los cereales se consumen en forma de grano entero, de copos y de harinas. El procedimiento de refinado es más utilizado en el caso de harinas, menos en las semillas y muy poco en los copos.

CEREALES EN GRANO

- Arroz blanco
- Cebada perlada o blanca

COPOS DE CEREALES

- Crispies de arroz
- Copos de avena *(Sugar puff)*

LAS HARINAS

El envase de la harina indica siempre sus características. Toda harina que no sea integral o semiintegral es, en consecuencia, refinada. Al ser refinada es un azúcar malo. Sea cual sea el cereal del que procede, hay que evitar las harinas bise, semi, blanca y flor de harina.

HARINAS MÁS CORRIENTES

- Harina de trigo bise (T80)
- Harina semiblanca (T65)

- Flor de harina (T55)
- Harina blanca (T45)
- Sémola de trigo
- Cuscús refinado
- Harina blanca de arroz
- Harina de centeno bise (T85)
- Harina blanca (T70)
- Harina de avena

ALIMENTOS RICOS EN HARINAS BLANCAS REFINADAS

PANADERÍA-BOLLERÍA

- Pan blanco, semiintegral, de harina bise
- Biscotes, palitos, bastones…
- Bollería: croissants, panecillos de chocolate, *brioches*…

PASTAS

- Espaguetis, nidos, lazos, espirales, tallarines… de harina blanca
- Raviolis, lasañas, tortellini… de harina blanca
- Masa para pizza, blanca
- Masa para tartas, blanca.

VARIOS

- Galletas de todo tipo, con harina blanca
- Creps con harina blanca
- Bizcochos con harina blanca
- Pasteles con harina blanca
- Barritas de cereales refinados
- Repostería

Por problemas de simplificación, las listas que hemos presentado son de azúcares, harinas y cereales refinados. Pero existen alimentos o preparados alimenticios que unen varios tipos de azúcares malos. Por ejemplo, las galletas se elaboran con azúcar y harina blancas. En la repostería y la bollería, ocurre lo mismo. Acumular perjuicios de ambos géneros es el colmo, hay que suprimirlos de la dieta.

DESCUBRIR LOS AZÚCARES MALOS EN TU ALIMENTACIÓN

Cuando se sabe qué alimentos contienen azúcares malos, podemos buscar los que se encuentran dentro de nuestra propia alimentación. Una herramienta indispensable para efectuar dicha búsqueda es un **menú estándar**, es decir, un menú representativo de los que comemos cotidianamente.

ESTABLECER UN MENÚ ESTÁNDAR

Nadie come todos los días lo mismo. Lo más habitual es que las comidas varíen en su composición de un día para otro. A pesar de la aparente diversidad en su composición, siempre hay constantes. Las comidas principales pueden tener dos o tres variantes. En efecto, en una ingesta compuesta por una proteína, un carbohidrato y una verdura, el hecho de que la proteína sea de ternera, cordero o pollo no cambia fundamentalmente la composición de la ingesta. Se trata de una carne en oposición a otro tipo de proteína, como queso o huevo.

Por eso es posible establecer un menú estándar y ponerlo por escrito, porque sus características se ven con mayor claridad.

Entonces nos daremos cuenta de lo que realmente consumimos (para comer y beber) desde que nos despertamos hasta el momento de acostarnos: del desayuno, la colación de media mañana, el almuerzo con su acompañamiento de pan, el postre y el café que concluyen la ingesta, la merienda, la cena, el resopón si lo hay, así como todas las bebidas y alimentos ingeridos a lo largo del día. Algunas personas, además de todo esto, suelen picotear entre comidas (cosas dulces o saladas, chips, *snacks,* caramelos, fruta, etc.).

En el ejemplo de menú estándar ficticio que presentamos más abajo, las diferentes variantes de una misma ingesta están separadas por un «o bien». Hay que evitar ir demasiado lejos en los detalles porque no es necesario. Por ejemplo, cuando mencionamos «verdura cocida» o «cruda» no hace falta explicitar más, es suficiente con eso. En cambio, «bebida», «cereal» o «postre» es demasiado vago, hay que precisar si el postre será de azúcar blanco o integral, si el cereal va a ser integral o no...

EJEMPLOS DE MENÚ ESTÁNDAR

Una vez establecido el menú estándar, hay que subrayar todos los alimentos que contienen azúcares malos, como sigue.

7 h	1 café solo + 1 <u>azúcar blanco</u>
8 h	<u>Pan blanco</u> (3 rebanadas) + mantequilla + <u>mermelada</u> + 2 cortados + 2 <u>azúcares blancos</u>
10 h	1 té + 1 <u>azúcar blanco</u> + 1 <u>croissant</u> O bien: 1 té + 1 <u>azúcar</u> + 1 pastilla de <u>chocolate</u>
14 h	1 carne en salsa + <u>arroz basmati</u> + 1 verdura + <u>pan blanco</u> + 1 <u>flan con azúcar blanco</u> O bien: 1 <u>bocadillo (pan blanco</u>) de jamón + 1 yogur de frutas + 1 <u>azúcar blanco</u> O bien: <u>Espaguetis blancos</u> con salsa boloñesa + queso + ensalada O bien: pescado + patatas + crudités + fruta fresca
Bebidas	2 dl de vino o 3 dl de <u>refresco industrial</u> + 1 café solo + 1 <u>azúcar</u>

17 h	Pan semiintegral + pastilla de chocolate + 1 café solo + 1 azúcar O bien: 1 pastelito + 1 café solo + 1 azúcar O bien: 4-5 galletas integrales + 1 café + 1 azúcar O bien: 1 bollo + chocolate caliente con azúcar
21 h	Pan blanco + charcutería O bien: carne a la plancha + patatas fritas + natillas de chocolate O bien: tarta de fruta con harina refinada + nata + 1 cortado + 1 azúcar
Bebidas	Infusión + 2 azúcares o 3 dl de zumo de fruta con azúcar
22 h	Galletitas de chocolate + 3 dl de refresco

Si sólo coincides en dos o tres alimentos, tu consumo de azúcares malos es débil. En caso contrario, tomas muchos azúcares de absorción rápida y tendrás que suprimirlos por azúcares buenos.

¿HASTA QUÉ PUNTO HAY QUE SER ESTRICTOS?

La pregunta se hace de distinta manera si se está sano o si no. Las personas que gozan de buena salud pueden tener interés en suprimir tal cantidad de azúcares malos para seguir estando sanos. No tienen prisa porque las cantidades de azúcares de absorción rápida que consumen no han hecho mella en su salud. La supresión no tiene por qué ser demasiado estricta ni intensiva. Basta con una transición progresiva a su propio ritmo, sin estresarse con el tema.

Para las personas enfermas, la supresión debe ser estricta e intensiva.

La gente que sufre hipoglucemia reactiva, en particular, debe ser muy rigurosa en la supresión de los azúcares malos. Su páncreas reacciona con velocidad a los azúcares malos. Seguir tomando un poco seguirá desencadenando reacciones brutales del páncreas, en forma de hipoglucemias reactivas. Cuando se suprimen todos, el páncreas de deshabitúa y recupera su funcionamiento normal. Dicho esto, la supresión de los azúcares de absorción rápida, blancos, de los dulces, es más necesaria que la de las harinas refinadas.

Otro tipo de enfermos para los que la supresión debe ser tan inmediata como estricta son los diabéticos. Su páncreas está ya agotado por tantos azúcares y es ridículo continuar torturándolo ingiriendo más azúcar.

¿Y qué pasa con las personas que están ligeramente enfermas a causa de su consumo de azúcar, con eczemas, bronquitis, reumatismos, etc.? Para éstas parece ser suficiente con ir suprimiendo poco a poco los azúcares malos, pero tengamos en cuenta que sólo alargaremos su proceso de curación. La curación de cualquier enfermedad sólo tiene lugar cuando se suprime aquello que la causa, en este caso los azúcares malos. Si no los suprimimos del todo, la curación sólo será parcial, con alguna mejoría en la medida en que se abandonen los azúcares malos. La verdad es que lo mejor es acabar con el mal de raíz, simplemente, cambiando los azúcares malos por otros mejores.

Cuando la curación se consigue, no hay que volver a las andadas porque los problemas reaparecerán. Hay que implantar nuevos hábitos y mantenerlos.

¿ES POSIBLE UNA SUPRESIÓN TOTAL?

¿Es el cuerpo capaz de pasar sin azúcar blanco y sin harinas refinadas? **Sí, completamente, la supresión absoluta es del todo posible.** En efecto, el organismo vive mejor sin azúcares nocivos, porque no los necesita; saca el carburante de los alimentos con azúcares buenos que le ofrece la naturaleza. La prueba está en que el cuerpo humano ha funcionado sin azúcares malos toda la historia de la especie, hasta hace doscientos años.

Sin embargo, existen algunas buenas razones para ser flexibles con este principio, en ciertos casos.

La primera y la más importante de ellas es que algunas personas, en la actualidad, no son capaces de digerir correctamente algunos alimentos con azúcares buenos, como los cereales integrales (pan integral de verdad, pasteles con harina integral o con frutos secos). No pueden digerirlos y se encuentran con intolerancias o directamente con alergias. El alimento no puede ser transformado de manera correcta y produce muchas toxinas, lo cual empeora las dolencias que ya pudiera padecer el individuo antes de ingerir este tipo de alimentos. Por tanto, en casos así, es preferible tomar alimentos «menos fuertes», como harinas semiintegrales o azúcar moreno. Estos alimentos son menos perfectos, pero se metabolizan mejor y el resultado final es una mejoría en la salud general.

El azúcar integral es fácil de digerir para todo el mundo, no crea problemas y no hay razón alguna para no sustituir el azúcar blanco.

Otra razón por la que se pueden tolerar algunos azúcares malos es de orden psicológico. Algunas personas sienten la necesidad de llevar a cabo una supresión estricta, pero no lo consiguen porque se entristecen, se estresan o se sienten mal. En tales casos, es preferible no ser fanáticos, no hay necesidad alguna de sufrir si no estamos frente a una enfermedad seria. Es preferible cometer «pecados» de vez en cuando y vivir felices que agobiarse sin necesidad. A veces es difícil imaginar una celebración familiar, una fiesta infantil o cenas de empresa en las que una persona se niegue a comer azúcares malos. Algo así invita a la marginación social y no buscamos eso. Los azúcares malos, de vez en cuando, no matan a nadie ni tienen consecuencias nefastas dentro de una dieta habitualmente sana. Pero esto no es una carta blanca para tomarlos sin control. Digamos que los azúcares malos deben ser siempre excepcionales, nunca habituales.

Con la práctica se observa que el alejamiento del menú sano va disminuyendo con el tiempo. Todo el que se acostumbra a comer azúcares buenos, va perdiendo deseo por los malos; dejan de apetecerle productos de bollería, pastelería, refrescos, etc. Cuando los vuelve a probar tras deshabituarse, no le gustan, los encuentra demasiado empalagosos. Poco a poco dejará de sentirse tentado.

DEBES SABER QUE...

Así, si **«los azúcares malos atraen a azúcares malos»**, como hemos visto antes, **«los azúcares buenos atraen a azúcares buenos»**. Dicho de otro modo, cuanto más azúcares buenos naturales ingerimos, menos ganas tendremos de azúcares malos.

EN RESUMEN

El organismo debe recibir carburante en forma de azúcares para poder funcionar. Suprimir los azúcares malos sólo es, en realidad, la mitad de la solución. Deben ser reemplazados por azúcares buenos.

2

Consumir azúcares buenos

OBJETIVOS:

- Continuar ingiriendo alimentos con azúcares buenos que ya estamos consumiendo.
- Reemplazar los azúcares malos por otros buenos.

El organismo tiene necesidad de azúcares buenos para funcionar correctamente. A fin de mantener la buena salud, o de recuperarla en caso de haberla perdido, hay que continuar comiendo los alimentos que contienen azúcares beneficiosos y reemplazar los azúcares malos presentes en nuestra dieta cotidiana.

TOMAR ALIMENTOS CON AZÚCARES BUENOS

Los alimentos con azúcares buenos son beneficiosos para nuestra salud. Y lo son porque:

- Nos aportan la energía que necesitamos
- No tienen carencias nutricionales
- Producen pocas toxinas
- No provocan hipoglucemias reactivas

LISTA DE ALIMENTOS CON AZÚCARES BUENOS

LA FRUTA

- Fruta fresca: manzanas, peras, uvas, etc.
- Las bayas: fresas, frambuesas, moras, etc.
- Los cítricos: naranjas, limones, mandarinas, etc.
- La fruta seca: pasas, higos, dátiles, ciruelas pasas, etc.
- Los zumos de frutas (sin azúcar)

LA VERDURA

- Las verduras dulces: zanahorias, calabaza, remolacha, boniato, cebollas, etc.
- Los zumos de dichas verduras

LOS HARINOSOS

- Las patatas
- Las castañas

LAS LEGUMBRES

- La soja
- Las lentejas
- Los garbanzos
- Las judías blancas y pintas

LOS CEREALES INTEGRALES

- El trigo integral
- La avena integral
- El centeno integral
- La espelta integral
- La cebaba integral
- El arroz integral
- El maíz integral
- El mijo integral
- El alforfón integral
- La quinoa integral

LAS HARINAS INTEGRALES

- La harina de trigo integral (T150)
- La harina de trigo completa (T130)
- La harina de centeno integral (T170)
- La harina de centeno semiintegral (T130)
- La harina de arroz integral o semiintegral
- La harina de maíz integral
- La harina de avena integral
- El cuscús integral

PAN, GALLETAS Y PASTAS INTEGRALES

- El pan integral o semiintegral
- Los biscotes integrales o semiintegral
- Las galletas integrales o semiintegral
- La pasta integral o semiintegral
- La masa para tartas integral o semiintegral
- Los bizcochos de harina integral o semiintegral

LOS COPOS INTEGRALES

- Los copos de avena, trigo, etc., integrales
- Los copos de castañas
- Las mezclas de cereales integrales, al natural o con azúcar integral añadido

LOS EDULCORANTES

- La miel
- El azúcar integral
- El azúcar moreno
- El sirope de arce
- La melaza negra
- El sirope de dátiles
- El concentrado de pera
- El sirope de agave
- El azúcar de coco
- El sirope de malta (o de cebada)
- El sirope de arroz negro
- La estevia

ORIGEN Y COMPOSICIÓN DE ALGUNOS EDULCORANTES NATURALES

Recordemos que para que un edulcorante sea considerado «natural» no sólo debe estar compuesto de moléculas azucaradas, sino que deben ir acompañadas de los nutrientes (vitaminas, minerales…) propios del alimento en sí mismo. Éste es el caso de los siguientes edulcorantes, que son los más habituales. ¡Pero esta lista está lejos de ser exhaustiva!

Los edulcorantes aquí presentes son naturales, pero no hay que abusar de ellos. Son muy concentrados. Si se consumen de manera exagerada, no nos libraremos del deseo de consumir cosas dulces.

EL SIROPE DE ARCE

Originario de Canadá, se obtiene hirviendo la savia del arce de azúcar *(Acer saccharum)* hasta que se evapora el agua que contiene. Se necesitan 32 litros de savia para obtener 1 litro de sirope. Éste está compuesto de un 69 % de glúcidos, de los cuales el 68 % es sacarosa, del 0,4 % de glucosa y el 0,3 % de fructosa. El sirope de arce es rico en minerales y también contiene vitaminas.

LA MELAZA NEGRA

Es un líquido espeso, de consistencia pegajosa y color muy oscuro, procedente de la caña de azúcar. Está compuesto por un 39 % de sacarosa, un 11 % de fructosa y un 9 % de glucosa. Contiene numerosos minerales (el 9 % de su peso) y muchas vitaminas. La melaza negra se vende en forma líquida o en pepitas. Tiene un sabor muy pronunciado.

EL SIROPE DE DÁTILES

El sirope de dátiles se obtiene cociendo los dátiles con agua y luego evaporándola hasta obtener un jugo, que se convierte en un jarabe espeso. El sirope resultante tiene un 39,6 % de glucosa, un 33,6 % de fructosa y un 1,25 % de sacarosa, así como minerales y vitaminas. Tiene un agradable sabor a dátiles.

EL CONCENTRADO DE PERAS

Se fabrica en suiza con zumo de pera reducido, por calentamiento, de una especie de jarabe con la consistencia de una miel líquida. Se compone del 79 % de azúcar, de los cuales un 70 % es sacarosa, un 7 % es fructosa y un 2 % es glucosa. También cuenta con vitaminas y minerales. Tiene sabor a pera.

EL SIROPE DE AGAVE

Es el extracto de un cactus mexicano *(Agava tequilana)* cuya savia se transforma en sirope por ebullición. Éste contiene un 56 % de fructosa y un 20 % de glucosa. Contiene algunos minerales y vitaminas. Su sabor es neutro.

EL AZÚCAR DE COCO

Originario de Asia, este azúcar procede del néctar de las flores del cocotero. Se compone de 75 % de sacarosa, aunque tiene un poco de glucosa (4 %) y de fructosa (4 %). Es rico en minerales. Se presenta en forma de polvo con sabor a caramelo.

EL SIROPE DE MALTA

Se elabora con los granos germinados de la cebada. Éstos se secan, se muelen y se dejan fermentar. El almidón de la harina se transforma entonces en azúcar, principalmente en maltosa (65 %). La maltosa tiene la propiedad de predigerir el almidón de los cereales y favorecer la producción de leche cuando las madres están en período de lactancia. Los otros azúcares presentes son la glucosa (11 %) y la fructosa (3 %). El sirope de malta contiene minerales y vitaminas. Se presenta en forma de melaza con sabor a malta.

EL SABOR DE ARROZ INTEGRAL

Se obtiene haciendo fermentar el arroz integral con cebada. Se presenta en forma de jarabe espeso y oscuro, compuesto por un 45 % de maltosa y un 3 % de glucosa. Es rico en vitaminas y minerales. Tiene un ligero sabor a caramelo.

LA ESTEVIA

La estevia se elabora a partir de las hojas de una planta *(Stevia rebandiana)* que crece en Paraguay. La estevia tiene poder edulcorante sin contener en absoluto glúcidos, gracias a una sustancia con un enorme poder endulzante. Éste es, en efecto, 250 veces mayor que el de la sacarosa (el azúcar blanco).

Como no aporta azúcar, no tiene incidencia sobre la glucemia. Tampoco proporciona energía, como ocurre con los azúcares, y la gente la usa por su sabor dulce, para endulzar bebidas y postres. Se presenta en pastillas y en líquido.

REEMPLAZAR LOS AZÚCARES MALOS POR OTROS BUENOS

Reemplazar los azúcares malos por otros buenos lleva a descubrir **nuevas consistencias y texturas**, nuevos sabores a los que habrá que acostumbrarse. Algunas personas tienen dificultades para acostumbrarse a los nuevos sabores. El sabor de esos alimentos no les gusta, a veces es demasiado intenso, o muy poco. Los alimentos cocinados quedan demasiado blandos o demasiado duros... los tiempos de cocción cambian.

En general, no obstante, lo que ocurre es que con un pequeño esfuerzo, en pocas semanas todo el mundo se acostumbra a los nuevos alimentos y acaba por apreciarlos. No sólo se encuentran sabrosos, sino que acaban pareciendo más deliciosos que los anteriores. Por ejemplo, la pasta refinada no tiene sabor, las galletas refinadas saben a azúcar, pero no a cereales, etc.

El cambio de percepción de los sabores perdura en el tiempo. No es sorprendente que, con el paso de los meses, aumente. Y es lo normal porque los alimentos con azúcares buenos son, precisamente, los previstos por la naturaleza para nuestro organismo.

No obstante, también hay que tener en cuenta el hecho de que cada cual tiene sus gustos personales. Ciertamente toda la fruta es buena y sana, pero cada cual tiene sus preferencias. Lo mismo pasa con el resto de alimentos.

Para facilitar la transición, mencionemos unos cuantos errores que habría que evitar. Por ejemplo, pongamos por caso alguien que nunca ha comido arroz integral y se decide a probarlo. Lo prepara y no le parece que esté bueno. Entonces cree que «no le gusta el arroz integral». Pero eso no es necesariamente verdad, porque existen variedades diferentes de arroz integral, con sabores distintos, consistencias diversas y texturas varias. La persona sólo ha tenido la mala suerte de empezar por una que no le ha gustado nada. Eso no significa que borre el arroz integral de su mente por los siglos de los siglos, sino que debe probar otras opciones y pedir consejo, hasta encontrar una variedad que le guste.

La pasta integral también se elabora con trigos distintos, por eso habrá que probar unas cuantas hasta encontrar la que tenga la consistencia y el sabor que más nos guste.

Mucha gente dice que no le gusta el arroz integral porque le parece muy duro. No es que sea duro, es que necesita el doble de cocción que el arroz blanco. Con una cocción adaptada a sus características, el arroz integral tiene una consistencia agradable, como cualquier otro arroz.

La tabla que sigue nos ofrece diferentes posibilidades para reemplazar los azúcares malos por otros buenos.

TABLA DE REEMPLAZOS

Azúcares malos	Azúcares buenos
Azúcares refinados, blancos, rubios...	Azúcar integral, miel, sirope de arce, melaza, sirope de dátiles, concentrado de peras, sirope de agave, sirope de malta, sirope de arroz negro, azúcar de coco...
Edulcorantes artificiales	Estevia
Cereales refinados	Cereales integrales

Azúcares malos	Azúcares buenos
Harinas blancas y semiintegrales	Harina de trigo integral (T150) Harina de trigo completa (T130) Harina de trigo semiintegral (T110) Harina de centeno completa (T170) ...
Pan blanco, semiintegral	Pan integral, pan semiintegral
Biscotes, panecillos blancos	Tostadas integrales
Pasta refinada	Pasta integral
Masa para tartas de harina blanca	Masa integral
Copos de cereales con azúcar blanco	Cereales sin azúcar o con azúcar integral o miel
Bizcochos o pasteles con azúcar	Bizcochos o pasteles con harina integral, de frutos secos, con azúcar integral o miel o malta.
Galletas dulces	Galletas integrales con azúcar integral
Repostería	Bizcochos con harina integral, de frutos secos, con azúcar integral, miel o sirope de malta
Helados	Helados caseros de frutas con miel, azúcar integral. Yogures, queso blanco con miel...
Chocolate	Fruta fresca, frutos secos, galletitas integrales
Caramelos	Fruta fresca, frutos secos, mezcla de fruta seca
Mermeladas	Miel, concentrado de pera, sirope de dátiles, de arce o de agave, sirope de malta
Crema de chocolate para untar	Puré de almendras o de avellanas sin azúcar
Salsas de tomate tipo kétchup o barbacoa	Salsa de tomate casera sin azúcar

Azúcares malos	Azúcares buenos
Zumos de fruta envasados	Zumos de fruta de recién exprimidos y sin azúcar
Refrescos industriales, incluido Ice Tea	Infusiones con miel, azúcar integral.. o zumos de fruta naturales sin azúcar
Café, té, infusiones con azúcar	Café, té, infusiones sin azúcar o con azúcar integral

Esta sustitución no sólo es buena para la salud, sino que también permite descubrir nuevos alimentos, nuevos sabores y nuevas texturas.

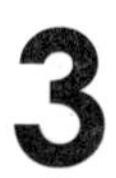

Ingerir suficientes azúcares de absorción lenta

OBJETIVO:

- Comer los suficientes azúcares de absorción lenta para obtener la energía necesaria para consumir a largo plazo.

Las nociones de azúcares de absorción rápida y de absorción lenta ya han sido planteadas con la elaboración del sistema de índice glucémico (IG). Por eso, en este capítulo expondremos la manera tradicional de presentarlos, para abordar luego lo que se desprende de la aproximación del IG.

LOS AZÚCARES DE ABSORCIÓN RÁPIDA Y LOS DE ABSORCIÓN LENTA. NOCIONES TRADICIONALES

Los alimentos ricos en glúcidos proporcionan al organismo la energía que necesita. Son el carburante. Pero existen dos tipos de carburante: el rápido y el lento.

El carburante rápido se compone de alimentos ricos en monosacáridos y disacáridos, es decir, glucosa, fructosa, galactosa, maltosa, lactosa y sacarosa. Esos alimentos son la fruta, las verduras dulces (zanahorias, remolachas...) y la leche. La estructura química tan simple de estas moléculas hace que casi no tengan necesidad de ser digeridas. Están directamente disponibles o requieren muy poca transformación. Por tanto, atraviesan con rapidez la mucosa intestinal para llegar a la sangre. La rapidez con la que esos azúcares están disponibles para utilizarlos como carburante les vale el nombre de «azúcares de absorción rápida».

El carburante lento procede de los alimentos ricos en almidón, constituido por la combinación de numerosas moléculas de glucosa (hasta 250.000 unidades). Encontramos almidón en los cereales, las legumbres, las patatas, las castañas... A causa de la elaborada estructura del almidón, las largas cadenas de las que está constituido tienen que ser cortadas en segmentos más y más pequeños, hasta la obtención de moléculas aisladas de glucosa, aptas para ser absorbidas por la sangre. Así, la glucosa no puede ser utilizada más que poco a poco, lentamente, conforme va llegando a la sangre, de ahí su nombre de «azúcares de absorción lenta».

Los azúcares de absorción rápida son un carburante ligero, porque se quema rápidamente. Alguien que se alimente sólo de manzanas para obtener energía, sólo recibirá glucosa para un breve instante. El cuerpo la quema rápidamente, con lo cual no se puede mantener equilibrada la glucemia. La persona siente de inmediato la falta de energía y de azúcar. El carburante rápido sólo aporta energía a corto plazo. No es el tipo de carburante que hay que comer cuando se necesita energía suficiente, durante horas, para pasar el día.

Lo contrario pasa con los azúcares de absorción lenta. Se digieren poco a poco. Con ellos, la glucosa entra progresivamente en el torrente sanguíneo durante horas. Ese ritmo lento hace que la sangre vaya recibiendo glucosa durante un largo período para mantener la glucemia en su nivel óptimo. La persona va recibiendo energía una y otra vez. No siente la necesidad de comer de nuevo para conseguir energía. Los azúcares de absorción lenta son un «carburante pesado», el que necesitamos a largo plazo.

Una buena ilustración de esto la dan los ciclistas profesionales. Antes de las competiciones suelen ingerir grandes cantidades de pasta –no manzanas– para soportar el enorme esfuerzo físico que se les presenta. O mejor, los trabajadores que tienen que hacer mucha fuerza, que suelen ser grandes consumidores de cereales, de patatas, de pan (y de proteínas); y no comen mucha fruta ni verdura porque sólo aportan carburantes ligeros.

Para disponer de suficiente energía a lo largo de todo el día, hay que comer azúcares de absorción lenta. Consumirlos en el desayuno es recomendable porque nos permite disponer de energía durante toda la mañana.

Algunas personas, sin embargo, se resisten. Creen de manera obstinada que los alimentos con azúcares de absorción lenta (cereales, patatas, etc.) tienen todo tipo de inconvenientes: engordan, contienen toxinas... Incluso los hay que creen que el gluten de los cereales es nefasto para todo el mundo, aunque la verdad es que sólo es nefasto para los intolerantes. Así, deciden no tomar estos azúcares, o ingerir muy pocos: estas personas recurren casi exclusivamente a los azúcares de absorción rápida. Pero éstos no consiguen suministrarles la energía necesaria, así que se pasan el día engullendo, con el peligro añadido de intoxicarse con los azúcares malos (bollería, chocolates...) y sufrir hipoglucemias reactivas.

LOS AZÚCARES DE ABSORCIÓN RÁPIDA Y LENTA DESDE EL PUNTO DE VISTA DE LOS IG

Las medidas efectuadas para determinar el IG de los alimentos han dado unos resultados sorprendentes. En efecto, parecen poner en cuestión las bien fundadas nociones de azúcares de absorción lenta y rápida.

La fruta, que hasta entonces había sido considerada azúcares **de absorción rápida**, resulta que tiene un IG bajo. Ese IG significa que los azúcares penetran **lentamente** en el torrente sanguíneo, dado que la glucemia no aumenta repentinamente tras su ingesta, sino que lo hace progresivamente.

Por el contrario, las patatas y el arroz, que se consideran azúcares **de absorción lenta**, tienen un IG elevado. Dicho de otro modo, la glucosa que contienen esos alimentos está **rápidamente** disponible y eleva la glucemia en un periquete. Así que no son azúcares de absorción lenta, sino rápida.

Parece que las nociones de azúcares de absorción lenta y rápida son erróneas, porque en muchos, casos como los precedentes, actúan de manera opuesta a lo que su nombre indica. Pero la realidad no es ésa, aunque lo parezca. El sistema de IG sólo da indicaciones sobre la capacidad de los alimentos para elevar el índice glucémico, pero no indica durante cuánto tiempo se mantiene la glucemia elevada. Digamos que sólo tiene en cuenta un factor, pero hay dos factores. Y el segundo factor, el que no tiene en cuenta, resulta que es fundamental. Efectivamente, cuando se recomienda tomar azúcares de absorción, por ejemplo a los deportistas, se está buscando que ingieran alimentos capaces de aportar energía durante un **largo período** de tiempo. Y eso es lo que pasa con los azúcares de absorción lenta, independientemente del IG de los alimentos que los contengan.

El IG de las patatas, por ejemplo, los hace parecer azúcares de absorción rápida porque su glucosa entra rápidamente en la sangre (de ahí su elevadísimo IG). Pero no se tiene en cuenta que el tiempo que las patatas van ofreciendo su glucosa a la sangre es largo. El organismo va utilizando esa glucosa del mismo modo que lo hace con cualquier otro azúcar de absorción lenta.

El bajo IG de las manzanas indica que es un azúcar de absorción lenta. En efecto, la glucemia se eleva muy poco con su consumo porque la glucosa va entrando lentamente en la sangre. Pero también es verdad que el tiempo que utiliza acaba resultando **corto** porque su glucosa no dura mucho. Por tanto, es un azúcar de absorción rápida.

En la aproximación tradicional, los términos «rápido» y «lento» sirven para definir la velocidad a la que se utiliza el azúcar; en la aproximación de los IG, sólo se tiene en cuenta la velocidad a la que la glucosa llega a la sangre.

Las nociones de azúcares de absorción rápida y lenta no deben ser entendidas como falsas. Son ciertas y de gran utilidad práctica cuando buscamos alimentos que nos aporten energía durante un largo período.

LISTA DE ALIMENTOS CON AZÚCARES DE ABSORCIÓN LENTA

- Trigo integral
- Cebada integral
- Avena integral
- Centeno integral
- Maíz integral
- Arroz integral
- Espelta integral
- Mijo integral
- Alforfón integral
- Quinoa integral
- Pan integral
- Biscotes integrales
- Copos integrales
- Pasta integral
- Patatas
- Castañas
- Soja
- Lentejas

DEBES SABER QUE...

El cuerpo necesita tanto azúcares de absorción lenta como rápida para tener suficiente energía, pero también porque comer variado nos permite beneficiarnos de un aporte de nutrientes más amplio.

4

Proteínas para prolongar la curva glucémica

OBJETIVO:

- Mantener un nivel energético elevado y de larga duración añadiendo proteínas a los glúcidos del desayuno.

A todo el mundo le gusta tener energía suficiente para cumplir con sus tareas cotidianas. Vivimos en una sociedad que va muy rápido y que nos exige eficacia, razón de más para tener energía y cumplir con nuestras obligaciones.

Mucha gente, sin embargo, no consigue toda la energía que necesita. A media mañana igual se siente cansada, le falta el aliento. A algunos les entran mareos y hay quien tiene «pájaras» regularmente. Se sienten fuera de combate. Su curva glucémica no se mantiene horizontal a lo largo del día. Cae en picado y entra en la zona de hipoglucemia.

¿Qué pueden hacer estas personas para conseguir la energía necesaria y que les dure varias horas?

Las fuerzas de que disponemos durante el día dependen del carburante que le demos al cuerpo, es decir, de lo que comemos. Por eso hay tantos estudios que analizan el efecto de los diferentes tipos de ingesta y, muy particularmente, los efectos del desayuno sobre la glucemia.

LOS EFECTOS DEL DESAYUNO EN LA GLUCEMIA

En un estudio llevado a cabo en Estados Unidos, cerca de doscientos voluntarios fueron repartidos en varios grupos. A cada uno de ellos se le sirvió un desayuno diferente. La glucemia de los participantes fue medida antes del desayuno (en ayunas) y cada hora tras su ingesta, durante tres horas.

Los miembros del primer grupo «desayunaron» un café solo. Su glucemia de partida era baja, porque estaban en ayunas, y subió brevemente antes de empezar a caer en picado a medida que avanzaba la mañana. La mayoría se sentía sin fuerzas.

El segundo grupo recibió un desayuno típico americano, esto es, zumo de naranja, tostadas con mantequilla y mermelada, dos tiras de bacon y un café con leche y azúcar. Al principio, la glucemia subió rápidamente, pero al cabo de una hora empezó a bajar. En muchos participantes, la glucemia bajó más de los niveles iniciales en ayunas y así permaneció el resto de la mañana. Los miembros de este grupo se quedaron sin energía y fueron ineficaces en sus quehaceres.

El tercer grupo recibió el mismo menú que el segundo grupo, pero con copos de avena, leche y azúcar. En este caso, la glucemia también subió rápidamente para descender de manera repentina a un nivel aún inferior al grupo precedente. La falta de energía duró el resto de la mañana.

Al cuarto grupo se le presentó un menú típico americano (cf. 2.º caso) pero acompañado de 2 huevos. La glucemia se elevó y se estabilizó en 1,20 g (normal: 0,8 g a 1,1 g), es decir, a un buen nivel, dispensando energía y bienestar a todo el grupo hasta mediodía.

Para el quinto grupo, los huevos fueron reemplazados por leche enriquecida con dos cucharadas soperas de leche en polvo. La glucemia se elevó hasta 1,20 g y se mantuvo durante toda la mañana.

Estas experiencias demuestran que el consumo exclusivo de glúcidos en el desayuno no es la mejor forma de aguantar toda la mañana en buen estado. La glucemia sube y baja rápidamente, tan sólo se crea un pico de glucosa que no abastece de energía a largo plazo. Por el contrario, el hecho de añadir proteínas a los glúcidos estabiliza la glucemia y permite disponer de energía durante un largo período de tiempo.

EN RESUMEN

La conclusión práctica que sacamos de este experimento es que los glúcidos del desayuno deben completarse con un aporte de proteínas para conseguir que la energía dure a lo largo de toda la mañana.

PROTEÍNAS Y GLUCEMIA

¿Por qué tienen las proteínas un papel tan beneficioso en la glucemia?

Los alimentos glucídicos, proteicos y lipídicos requieren jugos gástricos diferentes para ser correctamente digeridos. Cuando varios tipos de jugos gástricos se encuentran juntos al mismo tiempo en el aparato digestivo, pueden contrariarse entre sí. Así, los procesos digestivos se ven ralentizados. Los alimentos se van digiriendo más lentamente y, en consecuencia, penetran poco a poco en el torrente sanguíneo. Por el contrario, los alimentos que pertenecen al mismo género son digeridos con el mismo tipo de jugos gástricos y éstos actúan sin freno alguno, con rapidez. Los nutrientes se digieren más rápido y pasan a la sangre a toda velocidad.

Así, un desayuno compuesto sólo por alimentos glucídicos se digiere en poco tiempo, sobre todo si se trata de azúcares de absorción rápida. En ese caso, un montón de azúcar entra en la sangre de repente y con violencia, obligando al páncreas a reaccionar de manera inmediata y brutal para acabar con una bajada de la glucemia.

A la inversa, cuando el desayuno combina glúcidos y proteínas, la acción de los jugos gástricos se ve entorpecida por los que tienen que digerir las proteínas. De este obstáculo resulta una lenta digestión de los glúcidos. Por eso, la glucosa sólo podrá estar disponible poco a poco, conforme consiga digerirse, y entrará poco a poco en la sangre. La glucemia, entonces, se irá elevando gradualmente y se va manteniendo a un buen nivel.

Dos razones explican la estabilidad de la glucemia que resulta de la mezcla de glúcidos y proteínas. Por una parte, la glucosa es liberada progresivamente desde el bolo alimenticio, gracias a la ralentización de la digestión. Así que va entrando poco a poco en la sangre, durante bastante tiempo. Va reemplazando la glucosa gastada, de manera que el nivel se mantiene estable. Además, la entrada lenta y mesurada de glucosa en sangre no obliga al páncreas a reaccionar con violencia. La secreción de insulina es normal y no provoca caídas glucémicas.

Las proteínas, por tanto, tienen un papel regulador en la utilización de los azúcares. Gracias a sus propiedades, mantienen estable la curva glucémica. No hacen caer la curva glucémica en picado como lo hacen los glúcidos por sí solos, sino que mantienen su nivel largo tiempo.

Gracias al efecto regulador de las proteínas, nos damos cuenta de que la idea de ingerir grandes cantidades de glúcidos es un error inútil. Basta con consumir una cantidad moderada de glúcidos acompañados por una proteína para conseguir resultados óptimos.

Algunas personas se estarán sorprendiendo al saber que la ingesta exclusiva de glúcidos en el desayuno provoca caídas glucémicas importantes al cabo de más o menos una hora. Dirán que a ellas no les ha pasado nunca. Puede haber dos razones para ello. La primera es que dichas personas toman glúcidos integrales, es decir, lentos, azúcares buenos que actúan de modo distinto a los azúcares malos que provocan esas caídas en picado. Así, el páncreas no reacciona y no se produce una caída glucémica por culpa de una violenta secreción de insulina.

La segunda razón es que muchas personas toman un tentempié a media mañana, antes de sentir los efectos de la hipoglucemia. Esa colación los devuelve a la normalidad.

EL PAPEL REGULADOR DE LAS PROTEÍNAS

La influencia fundamental de las proteínas no se ejerce sólo en las hipoglucemias, sino a muchos otros niveles.

Se ha observado, en diabéticos cuyo consumo de proteínas era insuficiente, que aumentando su ingesta eran capaces de metabolizar mucho mejor los azúcares, con el resultado de una disminución de la cantidad de azúcar que se acumula en sangre. Aquí, el papel regulador de las proteínas se ejerce contra la **hiperglucemia**, y no sobre la hipoglucemia.

Algunas personas se desmineralizan con mucha rapidez porque les cuesta mucho neutralizar los ácidos de las frutas, del yogur o del vinagre. Para neutralizar dichos ácidos, sus organismos ceden muchos alcalinos, lo cual los desmineraliza. La práctica demuestra que la tendencia a acidificarse y desmineralizarse empeora si al individuo le faltan proteínas. En caso contrario, al aumentar la ingesta de éstas, consiguen **neutralizar los ácidos** con facilidad.

El papel regulador de las proteínas actúa también en los órganos digestivos. La regulación de las proteínas es tanto cuantitativa como cualitativa, y consigue ayudar a personas que sufren indigestiones crónicas, mientras que numerosas modificaciones de dieta habían fracasado con anterioridad.

LOS ALIMENTOS PROTEICOS

Los alimentos ricos en proteínas son muy numerosos y de sabores variados. Algunos son de origen animal y otros, de origen vegetal. En general, los de origen animal son más beneficiosos y luchan mejor contra las hipoglucemias que los segundos.

ALIMENTOS PROTEICOS Y SU CONTENIDO EN PROTEÍNAS

Alimento	% en proteínas
Carne	18-22
Pescado	13-20
Huevos	6-7
Queso	20-30
Legumbres	20-33
Oleaginosos	14-18
Cereales	8-14

La elección de alimentos proteicos es una cuestión personal que debe responder al gusto de cada cual. Deben ser seleccionados según nuestras preferencias y, sobre todo, **por nuestra capacidad para ingerirlos durante el desayuno.** Hay personas que comen sin problemas, a primera hora del día, charcutería y carnes grasas, mientras que otras son incapaces y, a lo sumo, llegan a aceptar el queso o los huevos. Dicho esto, hay que recordar que la charcutería no es precisamente lo más recomendable para conservar la buena salud, ni siquiera cuando se consume por la mañana. ¡Debe consumirse con precaución!

DIFERENTES MANERAS DE CONSUMIR PROTEÍNAS POR LA MAÑANA

Los alimentos ricos en proteínas pueden tomarse de muchas maneras. La siguiente tabla ofrece diferentes posibilidades. La presencia de proteínas permite que el desayuno sea salado o que combine dulce y salado.

Huevos	Crudos, pasados por agua, duros, fritos, al plato, en tortilla, revueltos.
Queso	Fresco: con fruta fresca, con frutos secos, con copos, hierbas o verduras. Untable: con tostadas, en bocadillo Semi: tal cual, en bocadillo, con tostadas Curado: tal cual, con tostadas
Yogur	Natural, con fruta fresca, con frutos secos…
Leche (sólo para niños)	Natural o en batidos
Carne	Jamón serrano, jamón de york, pechuga de pollo, pechuga de pavo…
Pescado	Arenques, atún en lata, salmón ahumado…

5

Priorizar el desayuno

OBJETIVO:

- Desayunar bien para mantener un nivel energético elevado durante todo el día.

De las tres grandes ingestas del día, hay que priorizar el desayuno. Si todos conocemos los efectos beneficiosos de mezclar proteínas con carbohidratos y glúcidos en las comidas, en el caso del desayuno son aún mayores. Experimentos diversos han revelado que nuestro nivel energético a lo largo del día depende mucho de la composición del desayuno. Dicho de otro modo, estaremos en forma o no en función de lo que comemos durante esa primera comida.

UNA EXPERIENCIA REVELADORA

Los experimentos descritos en el capítulo anterior intentaban determinar el efecto de diferentes tipos de desayuno sobre la glucemia en el período inmediatamente posterior a su ingesta, es decir, a lo largo de la mañana. Un experimento suplementario fue llevado a cabo para descubrir el impacto que podrían tener los desayunos en todo el día completo. Para hacerlo, los mismos voluntarios recibieron la misma comida al mediodía y su glucemia fue controlada cada hora. Las ingestas estaban compuestas por pan integral –por el aporte de glúcidos–, queso fresco y un vaso de leche para las proteínas.

La comida era la misma para todos, de manera que podía esperarse un efecto similar en las glucemias de todos los participantes en el curso de la tarde, pero no fue así. El efecto inmediato, de hecho, fue el mismo para todos: leve subida de la glucemia justo después de comer. Pero poco después, la glucemia empezó a comportarse de manera diferente según el desayuno que cada cual tomó a primera hora.

Los voluntarios cuyo desayuno había elevado la glucemia a un buen nivel y permanecieron allí durante toda la mañana (grupos 4 y 5), vieron que sus niveles de glucosa en sangre continuaban en este nivel durante toda la tarde. Dispusieron así de mucha energía de un modo continuo.

Por el contrario, para la mayoría de participantes (grupos 1, 2 y 3), cuya glucemia había bajado en picado tras el consumo exclusivo de glúcidos, a causa del pico glucémico inducido por el desayuno, la glucemia siguió siendo baja durante todo el día y llegaron sin fuerzas a la noche.

DEBES SABER QUE...

La conclusión que debemos sacar de este experimento es de gran valor práctico: el desayuno compuesto por glúcidos y proteínas no sólo asegura un buen nivel energético, sino que también favorece la glucemia tras el resto de ingestas del día.

Un buen desayuno de glúcidos y proteínas es, por tanto, preferible –energéticamente hablando– a un desayuno tan sólo glucídico.

La importancia del desayuno con relación a otras comidas del día se resume bien en el famoso dicho que recomienda «desayunar como un rey, comer como un príncipe y cenar como un mendigo».

DESAYUNOS COPIOSOS DEL MUNDO

Los seres humanos no han esperado experimentos como los que se han descrito para darse cuenta de los beneficios de mezclar glúcidos con proteínas. Numerosos pueblos en todo el planeta lo descubrieron empíricamente y desarrollaron sus desayunos en consecuencia. En los ejemplos siguientes constataremos que los glúcidos tomados no son tan sólo rápidos, sino que siempre hay **azúcares lentos** (*véase* 2.ª parte, capítulo 3) que favorecen la producción de energía a largo plazo.

Los ingleses comen huevos y grasas, así como pan con mantequilla y mermelada. Los alemanes combinan pasteles con mermelada con charcutería y queso. Los escandinavos toman pan con pescado, queso y carne. Los brasileños toman pan, mantequilla, mermelada, queso y charcutería. Los filipinos toman mangos, arroz y salchichas, acompañados por una torta de arroz, huevos, carne y judías. En Marruecos comen diferentes tipos de pan con queso y mermelada. Los chinos toman fideos de arroz o arroz frito con pollo y verduras. En Uganda prefieren plátanos cocidos con carne de ternera y verdura.

También es interesante observar lo que comen las personas que tienen un gran gasto energético a lo largo del día. En los yacimientos, por ejemplo, los obreros hacen una pausa a las 9 de la mañana en la que comen pan con salchichón y queso, es decir, una ingesta a base de glúcidos y proteínas para obtener energía durante su trabajo físico.

LA FALTA DE APETITO POR LAS MAÑANAS

Algunas personas alegan que son incapaces de hacer un desayuno fuerte a base de glúcidos y proteínas porque no tienen hambre cuando se levantan.

Suelen ser personas que se contentan con tomarse un café solo para «empezar bien» el día. Pero, como hemos visto antes, el efecto del café como único componente de un desayuno que merezca ese nombre no es precisamente bueno. Es verdad que produce una subida inicial de la glucemia, porque el café estimula la conversión del glucógeno en glucosa actuando sobre las glándulas suprarrenales. No obstante, la rápida entrada de glucosa en sangre que resulta hace reaccionar al páncreas con fuerza. La insulina que secreta en gran cantidad hace subir la glucemia en la mayoría de personas y, con ella, el nivel energético. El hecho de tomarse un segundo café para «remontar» tendrá el mismo efecto, siempre a corto plazo.

Otras personas que tampoco tienen hambre no recurren a un café por las mañanas. Se contentan con un «algo», tan pequeño que no tiene influencia alguna sobre la glucemia y que tampoco incita al páncreas a reaccionar. Estas personas pueden funcionar más o menos bien porque su cuerpo se ha habituado a convertir el glucógeno en glucosa a lo largo de la mañana, para mantener la glucemia a buen nivel.

Y eso no es cosa de unos pocos, sino que les pasa a muchas personas. Pero hay gente que necesita un buen desayuno para estar en forma hasta la hora de comer. Pero ¿qué pueden hacer las personas que no tienen hambre por la mañana?

La razón principal por la que muchas personas no sienten apetito por las mañanas es que han cenado copiosamente, o bien que han cenado muy tarde. Así, las digestiones empiezan tarde y se alargan por la noche. A veces, las digestiones acaban justo cuando la gente se despierta. En tales casos, es normal que no se tenga hambre por la mañana. Al contrario de lo que se aconseja, cenan como reyes y desayunan como mendigos.

Para invertir las cosas, es necesario **cenar menos y pronto**. La persona que emprenda este cambio sentirá dificultades al principio porque se quedará con hambre después de cenar, pero es cuestión de acostumbrarse. Tendrá la sensación de que ha cenado muy poco, pero debe pensar que eso es realmente sano y que por la mañana tendrá hambre y podrá desayunar de manera abundante, como debe ser. Con el tiempo, los hábitos de las comidas se habrán modificado hasta que el desayuno sea la comida estrella y la cena sea muy modesta.

Claro que hay casos en que las cenas no son copiosas, pero picotean delante de la televisión hasta que se van a la cama. Aquí también debe imponerse un cambio: no picar para tener hambre por la mañana.

Finalmente, existe una tercera categoría de gente que, haga lo que haga o deje de hacer, no hay forma de que tenga hambre por las mañanas. **Se trata de personas cuyo cuerpo no encuentra su ritmo normal de funcionamiento después de haber dormido unas cuantas horas seguidas.** Les cuesta levantarse de la cama y van al ralentí durante mucho tiempo. Les cuesta conseguir un ritmo normal.

Esta debilidad orgánica de la mañana no es insuperable. Puede corregirse. El cuerpo tiene grandes facultades de adaptación y se le puede acostumbrar a ser funcional por las mañanas. Vale la pena hacerlo porque un buen desayuno es indispensable para tener energía toda la mañana.

La manera de proceder para estas personas consiste en forzarse a comer cada día un poquito más, aunque al principio se trate de una sola galleta o una tostada sola, unas cuantas almendras, un trocito de queso… lo que sea, pero algo. El cuerpo se verá obligado a digerir, por poco que sea. Con el tiempo, se acostumbrará y sentirá hambre, de manera que llegará a tomar un desayuno completo y variado sin problemas. Evidentemente, nunca será tan copioso como el desayuno de una persona que coma mucho habitualmente, pero será un desayuno normal. Para conseguirlo, hay que perseverar unas cuantas semanas. El beneficio resultante es un buen nivel energético y mucha más alegría de vivir. Eso vale la pena.

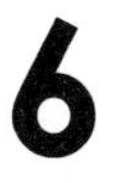

Otras causas de la pérdida de energía y la necesidad de ingerir azúcar

La hipoglucemia no es la única razón por la que nos puede faltar energía y sentirnos empujados a comer azúcar para recuperar las fuerzas.

Existen otras razones:

- La deshidratación
- La pérdida del equilibrio ácido-alcalino
- El sedentarismo

Cuando nos falta energía buscamos, naturalmente, remediar la situación. Por desgracia, no siempre somos conscientes de las **causas reales de la fatiga**. Creyendo que estamos en un estado de hipoglucemia, comemos azúcares cuando, en realidad, quizás no sea falta de azúcar lo que nos está pasando. Además, los azúcares escogidos suelen ser de los peores, rápidos y malos, con lo cual sólo añadiremos más glucosa innecesaria para nada.

Las personas que sufren a menudo falta de energía deberían intentar determinar si uno o más de los factores expuestos en este capítulo les conciernen. Así podrán actuar sobre dichos factores y disminuir su consumo de azúcar.

LA DESHIDRATACIÓN

Nuestro cuerpo está compuesto de un 70 % de agua. Para funcionar correctamente debe recibir líquidos para reemplazar los que elimina por la orina, las heces, la transpiración y la respiración. Pero mucha gente no aporta líquido suficiente. Estas personas beben poco y se deshidratan. La falta de energía es una de las alteraciones metabólicas provocadas por la mala hidratación. Esta baja forma se debe al hecho de que las enzimas no pueden trabajar correctamente sin la hidratación necesaria.

Las enzimas son responsables de todas las transformaciones bioquímicas que tienen lugar en el cuerpo. Transforman las moléculas, asociando y separando otras, para obtener moléculas nuevas. Por tanto, resultan indispensables para los procesos de digestión, absorción, multiplicación celular, defensa... y también para la producción de energía. Para hacer correctamente su trabajo, las enzimas necesitan un entorno provisto de mucha agua. Así tienen espacio suficiente para activarse y hacen su trabajo con eficacia. Por el contrario, cuando el espacio de trabajo se reduce a causa de la falta de líquido, las enzimas apenas pueden llevar a cabo su trabajo porque el poco líquido que hay es espeso y sucio. La elevada viscosidad es el resultado inevitable de la deshidratación.

Las enzimas se encuentran, pues, en un medio que las obstaculiza. Continúan trabajando como pueden, pero a un ritmo lento. Con el tiempo, dicho ritmo va disminuyendo y las transformaciones bioquímicas se hacen de manera imperfecta e intermitente. En el peor de los casos, se interrumpen por completo.

La ralentización enzimática puede paralizar toda la vida orgánica porque las actividades necesarias para el buen funcionamiento del organismo –como la producción de energía– disminuyen progresivamente. **La falta de agua en el organismo conduce a la falta de energía.**

El déficit energético se manifiesta a través de la fatiga, la falta de aliento, las ganas de no hacer nada y la impresión de no estar a la altura exigida para cumplir con las tareas cotidianas. El estado mental también se modifica: las ganas de trabajar y la alegría de vivir desaparecen.

La influencia de la deshidratación sobre las capacidades físicas ha sido calculada con precisión en medicina deportiva. Las cifras que resultan de los estudios demuestran la rapidez con la que la deshidratación influye sobre el funcionamiento orgánico. Basta con una pérdida de líquidos equivalente al 1 % del peso para que la capacidad de trabajo disminuya un 10 %. Con el 2 % de pérdida, la eficacia se reduce un 20 %. Este debilitamiento continúa al mismo ritmo hasta llegar al 10 %, estadio en el que la persona deshidratada pierde la consciencia y toda capacidad motriz y física. Más allá, las alteraciones orgánicas se acentúan y conducen a la muerte.

DEBES SABER QUE...

Para una persona de 70 kg, perder el 1 % de su peso corporal equivale sólo a 0,7 kg, o 0,7 l de agua: una cantidad que se puede perder fácilmente por sudoración en 1 sola hora de ejercicio físico a una temperatura ambiente de 18 °C. Con 28 °C, la pérdida hídrica alcanzará los 3 l por hora, esto es, más del 4 % del peso corporal y el 40 % de pérdida de capacidad física. El que viva en deshidratación crónica, por tanto, sufre una constante falta de energía.

DISMINUCIÓN DE LA CAPACIDAD DE TRABAJO EN FUNCIÓN DE LA PÉRDIDA DE LÍQUIDO

CAPACIDAD DE TRABAJO CON RELACIÓN A LO NORMAL (EN %)

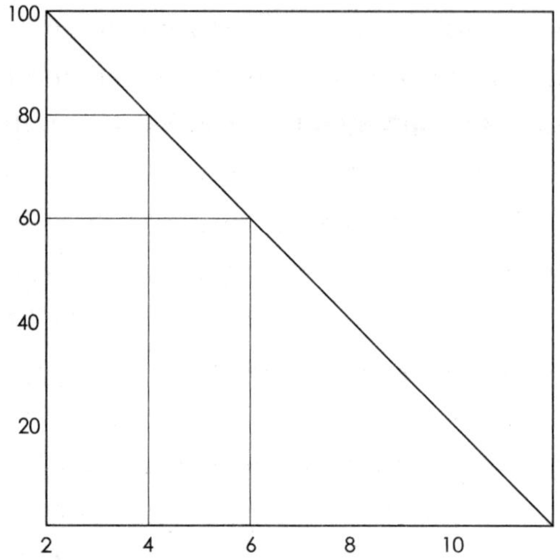

100
80
60
40
20

2 4 6 8 10

Pérdida de líquido (en % del peso corporal)

De L. Hermanse, citado en Alain Garnier: *Alimentation et Sport.* Maloine, 1992.

En caso de deshidratación, que da lugar a un déficit de energía por falta de líquido, la solución pasa inevitablemente por el aporte de líquidos. Esta manera de proceder es la única eficaz, porque ataca de raíz el problema. En efecto, sólo suprimiendo la causa desaparecerán los efectos.

Bastará, en consecuencia, que la persona deshidratada y con falta de energía se rehidrate bebiendo suficiente líquido cada día para que recupere todas sus fuerzas. Aportes generosos de líquido (entre 2 y 2,5 l diarios) potencian la actividad enzimática y permiten recuperar los niveles energéticos elevados. La recuperación de fuerzas y aliento es uno de los primeros efectos mencionados por las personas que aumentan su consumo de agua para volver a la normalidad.

No obstante, muchas personas no reaccionan así. No perciben sensación de sed, que es lo normal cuando uno está deshidratado y tiene la necesidad imperiosa de recuperar líquidos. Por el contrario, esas personas suelen confundir la sed con hambre, y son capaces de comer sin beber nada; además, lo que les apetece es azúcar. La ingesta de azúcar los alivia momentáneamente, porque recuperan energía con la entrada de glucosa en sangre, pero la pierden con rapidez, porque no es la causa real de su problema. El alivio que sienten esas personas responde a que la mayoría de alimentos contienen algo de agua, por poca que sea, y el cuerpo la utiliza de inmediato en ese momento. Por otra parte, el páncreas entra en estado de alerta frente a la llegada de azúcares malos, estimulando al organismo y consiguiendo un momento de energía extra.

El consumo de azúcares podría evitarse si esas personas bebieran al sentirse débiles, en lugar de comer. Actuando así, constatarían que, en efecto, la fatiga desaparece en el momento en que beben.[1]

DEBES SABER QUE...

Las personas fatigadas a causa de la deshidratación deben beber, y no comer dulces, si quieren recuperar la energía.

LA PÉRDIDA DEL EQUILIBRIO ÁCIDO-ALCALINO

La pérdida del equilibrio ácido-alcalino es otra razón por la que se puede sentir fatiga y deseos de comer azúcares.

Las múltiples sustancias de las que está constituido el cuerpo son ácidas o alcalinas (básicas). El organismo no funciona correctamente cuando estos dos tipos de sustancias están presentes en las mismas cantidades, de ahí la noción de **equilibrio ácido-alcalino.**

1. Del mismo autor, *Quand le corps a soif.* Éditions Jouvence, 2014.

En nuestra época de sobrealimentación, de sedentarismo, de estrés, etc., este equilibrio tiene tendencia a romperse por el aumento de sustancias ácidas. Es extremadamente raro que se dé el caso contrario, es decir, que el equilibrio se vea en peligro por sustancias alcalinas. Cuando esto se produce, suele ser por alguna enfermedad grave.

Diferentes alteraciones en el funcionamiento orgánico pueden resultar de una acidificación del terreno (acidosis). Suelen ser sólo pequeños problemas de salud: piel seca, caída de cabello, uñas quebradizas, nerviosismo... Pero con el tiempo y la acidificación, los problemas de salud pueden ser severos: tendinitis, neurosis, reumatismos, estados depresivos y, sobre todo, estados de fatiga.

La falta de energía, la lasitud, el hecho de que uno se canse rápidamente y que la recuperación sea lenta son síntomas típicos de un terreno acidificado. Esta fatiga aparece de manera similar a la resultante tras un ejercicio físico intenso. Las contracciones repetidas de los músculos producen ácido láctico. La presencia de ese ácido fatiga la musculatura. Es un medio de protección que utiliza la naturaleza para evitar un desgaste demasiado rápido de los músculos, obligándonos a reposar. Este fenómeno vale también para el resto del cuerpo: **un cuerpo en acidosis es un cuerpo fatigado.** No está cansado por hacer demasiado ejercicio, sino por acidez.

También en este caso, la falta de energía resulta de la disminución en la producción de energía por las enzimas.

En efecto, existe un pH ideal del organismo, y más precisamente del terreno, que permite a las enzimas funcionar de manera óptima. (El pH mide el grado de acidez o alcalinidad de las sustancias). Toda modificación de ese pH comporta, de manera inevitable, una modificación de su actividad, a menudo la ralentización. Cuanto más se acidifica el terreno, más frenadas están las enzimas obstaculizadas. Serán, por tanto, menos capaces de producir energía.

Así, si una persona ligeramente acidificada se cansa, aquella que tenga un terreno muy ácido estará sin aliento. Ambas buscarán recuperar sus fuerzas de manera natural. Pero si no son conscientes de la causa real de su fatiga –la acidez–, comerán, creyendo que les falta carburante. Para ello escogerán, probablemente, alimentos ricos en azúcar y, por desgracia, suelen ser azúcares malos.

Una persona acidificada comienza a comer azúcares malos, aunque la falta de azúcar no es la causa de su problema. Al contrario, el consumo de azúcares empeorará las cosas a la larga, porque los azúcares malos son ácidos.

La verdadera solución pasa por la supresión de la causa real de la fatiga gracias al **restablecimiento del equilibrio ácido-alcalino.** Para ello habrá que cortar el suministro de ácidos a través de la alimentación y desembarazar al cuerpo del exceso de ácidos.

La nueva alimentación pasa por la reducción de alimentos ácidos (azúcar blanco, pan blanco, carne, frituras...) y el aumento de los alimentos alcalinos (verdura de hoja verde, verdura de colores, patatas, almendras, fruta...).

La eliminación de ácidos se consigue estimulando a los órganos encargados de su eliminación, como los riñones y la piel, mediante plantas diuréticas y sauna (o bien baños muy calientes). Finalmente, la ingesta de suplementos alcalinos permite neutralizar de manera eficaz los ácidos que se encuentran en los tejidos.[2]

Restableciendo el equilibrio ácido-básico con estas diferentes medidas, la fatiga desaparece, el nivel de energía se recupera y se pierde el deseo de comer dulces.

DEBES SABER QUE...

Las personas que están fatigadas por culpa de la acidez deben eliminar sus ácidos, no comer azúcar, para recuperar la energía.

2. Del mismo autor, *L'équilibre acido-basique*. Éditions Jouvence, 2016.

EL SEDENTARISMO

A medida que la vamos necesitando durante nuestras actividades cotidianas, la glucosa que hay en la sangre va siendo utilizada por las células. Así, su nivel va disminuyendo de manera inevitable. La necesidad de las células de abastecerse no se detiene. Por eso, cuando la glucemia baja de un límite inferior a lo normal, es decir, por debajo de 0,8 g/l, la sangre requiere más glucosa. Este proceso se lleva a cabo ingiriendo más azúcares, o bien utilizando los que el cuerpo almacena en sus tejidos. En este último caso, transforma el glucógeno almacenado en el hígado y los músculos en glucosa, que penetra entonces en la sangre.

La conversión de glucógenos en glucosa tiene lugar cada vez que es necesario durante el día. Pero lo normal es que el organismo lo haga cuando se llevan a cabo actividades físicas intensas.

Cuando el esfuerzo físico va un poco lejos, como es el caso de los deportistas, el organismo no tiene más remedio que utilizar los azúcares almacenados en los tejidos. **La capacidad para convertir el glucógeno en glucosa va aumentando y mejorando a medida que se repite el proceso.** Con el ejercicio físico regular, el organismo aprende a hacer esta conversión sin necesidad de recurrir a la ingesta de nuevos azúcares.

En las personas sedentarias se produce el efecto contrario. **No solicitan nunca sus reservas, la capacidad para convertir el glucógeno en glucosa disminuye y siguen almacenando azúcares en forma de grasas.** Con el tiempo, se sienten más y más débiles, más incapaces de realizar esfuerzo físico alguno. Este fenómeno tiene como resultado la práctica incapacidad del organismo para utilizar sus reservas cuando la glucemia baja de su límite normal. La caída de la glucemia se acentúa. Se manifiesta entonces el deseo de ingerir azúcares. Dicho consumo de azúcar –que suelen ser azúcares malos– puede tener lugar incluso cuando la persona no necesita comer en absoluto. No debería tener hambre porque sus reservas de glucógeno están repletas. Sin embargo tiene hambre, muchas veces un hambre incontrolable. El problema es que su cuerpo no consigue acceder a sus propias reservas por falta de costumbre. Se encuentra, entonces, con serios problemas para hacer esfuerzos físicos, el ejercicio la atormenta y siente que no tiene fuerzas para nada.

El mejor medio para recuperar esta capacidad y acceder a las reservas de los tejidos es hacer ejercicio físico de manera regular. Puede ser un deporte practicado al aire libre, sesiones de gimnasia o de musculación. O simplemente empezar con paseos, ir en bicicleta... Las contracciones repetidas de los grupos musculares obligan a quemar el azúcar disponible en la sangre. Llega la sensación de hambre y de cansancio, pero hay que resistir un poco para continuar con el esfuerzo. Llegados a este punto, el organismo se ve obligado a reaccionar por fuerza: empezará a convertir el glucógeno en glucosa. Al principio lo hará poco y mal, pero con los días se irá acostumbrando e irá quemando cantidades más importantes. Al final, el organismo se habrá acostumbrado a recurrir a sus reservas, incluso cuando no está haciendo ejercicio físico, cuando la glucemia descienda más de la cuenta. De esta manera, el recurso a los azúcares malos fuera de las comidas ya no será necesario. El cuerpo se encargará de que aumente la glucemia, utilizando su propia grasa.

> Entregándose a la actividad física, el organismo de las personas sedentarias aprende de nuevo a utilizar sus propias reservas para conseguir glucosa.

Conclusión

Los perjuicios del azúcar blanco son cada día más conocidos. No sólo un número creciente de individuos es consciente de ello, sino que las autoridades políticas han empezado también a preocuparse.

Se ejerce presión sobre los fabricantes de alimentos ricos en azúcares malos para que disminuyan las cantidades en sus productos. En Francia, en España, en Estados Unidos y en la mayoría de los países occidentales, se gravan con impuestos los alimentos y las bebidas con azúcares añadidos. Igual que se hace con el alcohol y el tabaco, esos impuestos intentan disuadir de su consumo. Elevando el precio de dichos productos, se limita su consumo en cierta medida.

Estas medidas pueden ser beneficiosas, pero lo ideal sería que cada cual fuera consciente de su salud y de cómo mantenerla. En última instancia, siempre es el individuo el que decide lo que quiere hacer: acabar con problemas de salud por una mala alimentación o mantenerse sano con elecciones sensatas. Una decisión juiciosa es la supresión o la importante reducción en el consumo del azúcar blanco, reemplazándolo por los azúcares buenos que la naturaleza pone a nuestra disposición.

Bibliografía

BÉGUIN, M-H.: *Mon Enfant Aura de Bonnes Dents.* Éditions de l'étoile, La Chaux-de-Fonds, Suiza, 1989.

DUFTY, W.: *Le sucre, cet ami qui vous veut du mal.* Éditions Trédaniel, Francia, 2006.

PRICE, W.: *Nutrition and Physical Degeneration.* Price Pottenger Nutrition, Estados Unidos, 2008.

STARENKYJ, D.: *Le Mal du Sucre.* Publications Orion, Quebec, 1999.

YUDKIN, J.: *Pure, White and Deadly: How Sugar is Killing Us.* Penguin, 2012.

Índice